あなたに潜むサイレントキラー

病魔に打ち勝つライフスタイル

はじめに

高度の知能を持つ複雑な身体の仕組みを長い時間をかけて組み立ててくれたのは、人間の身体に棲む微生物です。しかしながら、ごく一部は「最小にして人類最大の敵」となってきました。本書は、普段は病気を発症させることなく潜んでいながら、免疫力の低下などを狙って突然暴れて命さえ奪うサイレントキラーを取り上げています。**決して脅かす本ではありません。わたしたちの健康を保ち続けるために、持続感染する危険性がある油断大敵のサイレントキラーの知識を深める一助になればとの思い**で書きました。

私たちの身体はおよそ37兆個の細胞からつくられていますが、棲み着いている細菌は100兆個を超え、脳の重さと同じ程度の1・4Kgに達しています。棲み着く細菌は細菌フローラですが、細菌だけでなくウイルスやカビの仲間であるカンジタをまとめてマイクロバイオームと呼ぶようになりました。

腸内フローラの善玉菌は、最大免疫器官の小腸との連携を密にして、ホルモン分泌によって脳を活性化する腸脳相関の恩恵を私たちに与えてくれています。腸内細菌フローラに関する研究成果は、いろいろな病気の新たな治療法さえ生み出しています。一方、**腸内に悪玉菌が異常に増えた状態の細菌毒素症といわれる腸内ディスバイオーシスは、情緒の不安定、便秘、肥満、糖尿病、高血圧、動脈硬化、アレルギー、認知障害などをもたらす健康破綻の元凶**であることが鮮明になりました。

口腔細菌フローラには、大腸菌やピロリ菌が口腔内に留まって増えることを許さない働きがあります。ところが、**むし歯や歯周病の原因菌がスクラムを組んで集団となり、バイオフィルムとなって誘発する口腔ディスバイオーシスは、さまざまな全身疾患のトリガーになり、疾患の増悪に加担**してしまいます。さらに、**口腔ディスバイオーシスは、腸内ディスバイオーシスを誘導する暴徒**にもなります。

人類史上最大の感染症は、歯周病であることがギネスブックに書かれたことがあります。日本歯科医師会の80歳になっても20本以上自分の歯を保とうという「８０２０運動」は、厚生労働省が推進する国民の健康増進のための情報発信などを行う「健康日本21」の後押しもあって、歯の健康づくりを国民に広く浸透させてきました。

しかしながら、**口腔ディスバイオーシスが原因の歯周病は増加傾向が続き、現在では成人の70％が歯周病患者**です。**その病原菌は、虎視眈々と命さえ狙うサイレントキラーとなることが解明**されました。疫学的研究を裏づける分子生物学的研究では、**歯周病原菌がス**

クラムを組んでバイオフィルム集団となって動脈硬化症を誘導し、心疾患や脳卒中を発症させることを明らかにしています。また、大腸がんをはじめとして歯周病原菌が発がん性因子であるという論文発表は枚挙に暇がありません。さらに、血流から脳内に歯周病原菌が潜り込み、アルツハイマー病の発症にさえ関わるということも立証されています。

持続感染して潜んでいる細菌、ウイルス、カンジダは、免疫力の低下などを狙って命を奪いにくるサイレントキラーであることを客観的にとらえたうえで、読者のウェルビーイングのバックアップとしてライフスタイルの手助けになればとの思いで、この本を上梓しました。

あなたに潜むサイレントキラー◎もくじ

第一章

ウェルビーイングは腸脳相関から

マイクロバイオームの世界

生まれた瞬間から人間には産道、近親者、取り巻く環境などからさまざまな細菌が棲み着き、腸管、口腔、鼻腔、皮膚などに固有の細菌フローラがつくられます。その細菌フローラは、食べ物の違いや成長につれて変わっていきます。成人の小腸の長さは6mほどで大腸は1・5mほどです。その粘膜の面積は体表面積の約200倍で、1000種類以上もの細菌が100兆個を超えて棲み着き、細菌フローラを構成します。健康な人の細菌フローラは、乳酸桿菌、ビフィズス菌などの善玉菌（有用菌）が約20%、大腸菌などの悪玉菌（有害菌）が5%から10%、そして好ましくない食生活やストレス状況などで悪玉菌に誘惑され、道を外す日和見菌が約70%の割合になっています。

私は1978年、スウェーデン政府留学生としてカロリンスカ大学に留学することができました。すり潰した糞便を材料にして、腸内細菌フローラについて研究に取り組みました。当時の腸内細菌フローラの研究は培養法が主流でしたが、私が取り組んだのは糞便の細菌が発生する揮発性脂肪酸（常温常圧で揮発する脂肪酸）をガスクロマトグラフ機器（熱で気化する気体や液体に含まれる特定のガスの量を測定する装置）で調べて解析することでした。

入院して抗生物質の薬物療法を受けている患者の糞便材料には、悪臭の原因となるプロピオン酸やイソ吉草酸が健常者の材料よりも有意に多いことがわかりました。それらの揮発性脂肪酸は、悪玉菌クロストリジウムなどが産生するものですから、抗生物質投与は腸内細菌フローラ内に悪玉菌を増やしてしまうことを発表できました。

口腔内には1000種類もの細菌が棲み着いています。歯面のぬるぬるしたデンタルプラークは、複数の細菌がスクラムを組んだバイオフィルムの細菌集団です。デンタルプラークは歯垢と言われますが、100%細菌と細菌がつくった糊状のねばねば物質で、1㎎(ごはん粒の20分の1ほど)あたり10億近くの細菌が算定されます。従って、歯垢という用語は実体を表していません。

皮膚の細菌フローラには、200種類近い細菌が1センチ平方メートルあたり約1000個、肛門に近いところでは大腸菌などが数を増して棲み着いています。皮膚の表層にはブドウ球菌などがみつかりますが、毛包や皮脂腺には、脂汗などを栄養源にしてアクネ菌が棲み着いています。**アクネ菌は、皮膚に脂を含み、分泌が多い若者の「にきび」の原因になります。**また、**プロピオン酸という揮発性の脂肪酸をつくり、他の細菌を攻撃して皮膚からの侵入を許さない役目を果たしていますが、老人臭の原因**になるし、寝たきりの人が多い施設の悪臭になります(図1)。

図1　身体に棲み着く細菌数

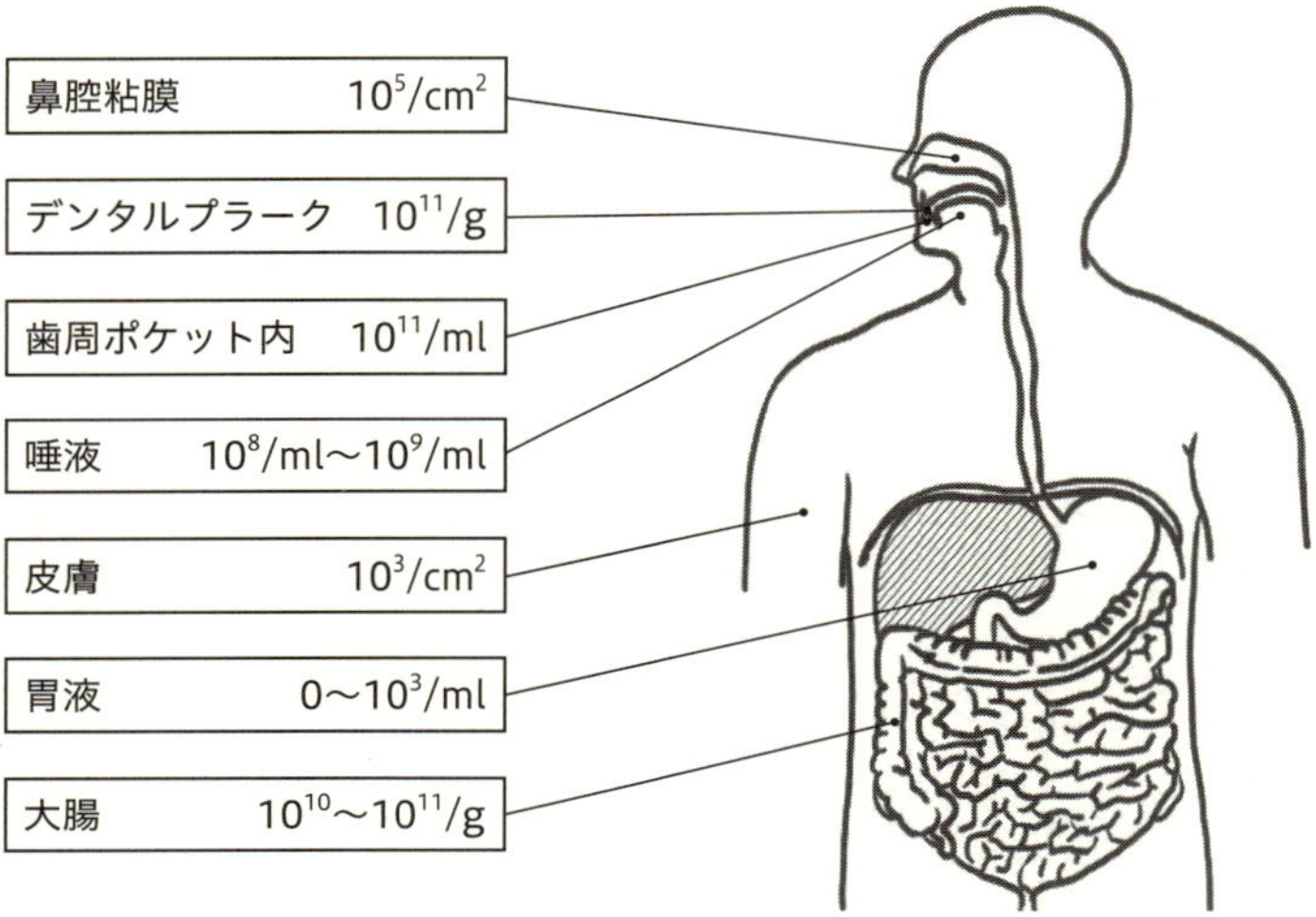

私たちの約37兆個の細胞からつくられていますが、図に示した部位には100兆個を超える細菌が棲みついています。各部位の細菌フローラには、それぞれ固有の細菌種が優勢になっています。細菌数が最も多いのは腸内ですが、細菌の密度が最も高いのはデンタルプラークです

表1　腸内細菌フローラの善玉菌、悪玉菌、日和見菌の違い

	善玉菌（有用菌）	悪玉菌（有害菌）	日和見菌
健康者の割合	約20%	5%から10%	約70%
菌種	乳酸桿菌 ビフィズス菌 善玉レンサ球菌	大腸菌 ウェルシュ菌 嫌気性グラム陰性菌	バクテロイデス 嫌気性レンサ球菌
働き	繊維性食物分解 脳の活性化 免疫機能促進 ビタミン供給	毒素・発がん物質産生 腐敗・ガスの形成 便秘・下痢・肌荒れ 肥満・精神不安定	悪玉菌に加担する

膣内には、乳酸を産生して膣内を酸性に保つことで病原菌の繁殖を防ぐ乳酸桿菌が棲み着いています。デーデルライン桿菌群は、乳酸桿菌を中心とした細菌の集合体で、ドイツの産婦人科医によって提起されました。膣上皮細胞から分泌されるグリコーゲンをブドウ糖にし、乳酸をつくりだしています。乳酸桿菌ほど数は多くないですが、ビフィズス菌も棲み着いています。そのため、膣内は乳酸などによってpHが4・6から5・0の酸性に保たれ、大腸菌などが膣内に侵入するのを防いでいます。

この膣内の乳酸桿菌による自浄作用は、卵胞ホルモンの分泌に比例しています。そのため、**閉経後に卵胞ホルモンが減少すると乳酸桿菌が減少し、潜んでいる大腸菌などが入り込んで尿道炎や膀胱炎などの内因感染を発症**させやすくします（表1）。

免疫機能を高めて脳を活性化する腸内善玉菌

私たちの健康ライフは、神経系、免疫系、ホルモン系が緻密な関係を維持しているお陰で保たれています。腸内の善玉菌が脳と腸に影響し、さらに脳と腸がお互いに影響を及ぼし合う「腸脳相関」が築かれています。腸内善玉菌の影響を受ける**腸管は、神経系機能に欠かせない役割を果たしていることから「第二の脳」**とも呼ばれます。こうして、**精神的ストレスやそれに起因する精神疾患、さらには認知症の発症リスクを軽減する腸内善玉菌の役割が明確**になってきました。

私たちが幸せを感じるもとになるのがセロトニンというホルモンのお陰です。この**セロトニンが脳内で正常に作用して、心身ともに満たしてくれるウェルビーイングを支えてくれます。**セロトニンが不足すると、怒りやすく、時間が経過してもその感情を抑えられなくなり、いわゆる「キレやすく」なります。**セロトニンは、腸内善玉菌との共同作業によって腸管でつくられますが、脳内でのセロトニンの生成に必要なアミノ酸のトリプトファンを脳へ送る働きにも、腸内善玉菌が大きな役割を担っています**（図2）。

世界保健機構（WHO）憲章の前文に「身体的にも、精神的にも、社会的にも満たされた

図2　腸内善玉菌は好ましい腸脳相関を築いて ウェルビーイングを支えています

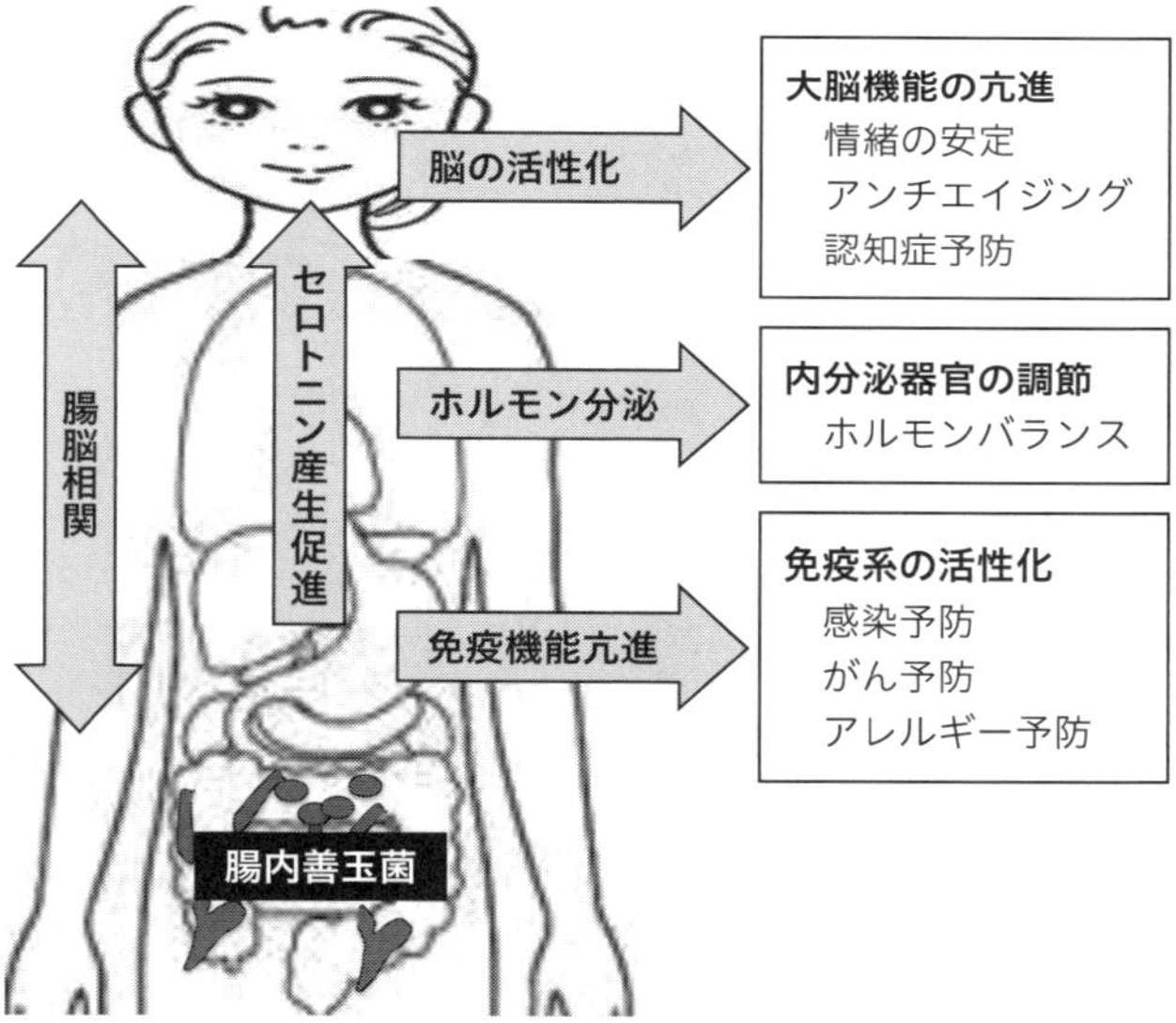

腸内善玉菌は脳の活性化、ホルモン分泌、免疫機能亢進に寄与しています。幸せホルモンといわれるセロトニンの多くは、腸粘膜上皮に存在する善玉菌が腸内分泌細胞を刺激することによって生成されます。脳で生成されるセロトニンは全身でつくられる５％ほどなので、腸は第二の脳と呼ばれます。腸内善玉菌は、小腸に集まる免疫担当細胞とコミュニケーションをとりながら免疫機能を高めています

状態をウェルビーイングと定義しています。好ましい腸脳相関を維持してのウェルビーイングには、食生活を中心としたライフスタイルが求められることについて言及します。

天才メチニコフの言葉「健康長寿はヨーグルトで」

イリヤ・メチニコフは、1845年にロシアの裕福な家庭に生まれ、幼い頃から博物学に興味を持っていました。彼は、侵入した異物を取り込んで消化する細胞に「食べる」と「細胞」という言葉を結びつけ、「大食細胞（マクロファージ）」と命名しました。当時、免疫は血清中の抗体と多彩な働きの補体などの体液性免疫だけと考えられていました。メチニコフは、細胞性免疫を解き明かしたことなどによって、ノーベル生理学・医学賞を受けています。

メチニコフは、老化の原因に関する研究から、**大腸内の細菌がつくり出す腐敗物質が老化を早める原因**であるとする自家中毒説を提唱した先駆者でした。ブルガリアを訪れた際に、**長寿者は酸っぱいヨーグルトをよく食べて、自家中毒を予防している**ことを知り「ヨーグルト不老長寿説」を唱えました。

世界保健機構（ＷＨＯ）とアメリカ食品医薬品局（ＦＤＡ）は、「ヨーグルトは、ミルクから乳酸などをつくる乳酸桿菌やビフィズス菌、ブルガリア菌などの発酵作用でつくるもの」と定めています。しかし、日本ではヨーグルトをつくる乳酸菌に対して規制はなく、ラクトバチルス・カゼイ・シロタ株、ラクトバチルス・ブレビス・ラブレ菌、ラクトバチルス・カゼリ菌、ラクトバチルス・アシドフィルス菌、ラクトコッカス・ラクティス・プラズマ菌など数え切れない菌が使われ、それぞれの特性が示されています。

ヨーグルトを経口で摂取しても、胃液によって乳酸菌はほとんど死滅して、生きた菌が腸に到達しないことが判明しています。しかし、**死んだ乳酸菌であっても腸内善玉菌としての役割を果たすことが証明**され、その宣伝はかぎりなく拡大しています。

マイクロバイオーム研究がもたらした日本食の魅力

腸内細菌フローラの研究は、糞便を培養することによってスタートしましたが、多くは培養が難しい嫌気性菌だったため、その全体像を解析するには至りませんでした。１９８０年代にそれぞれの細菌種の遺伝子配列をＰＣＲで増幅して腸内細菌フローラを解析できるようになりました。１９８８年には、全細菌集団からＤＮＡを抽出し、細菌フローラに含まれるすべての細菌のゲノム塩基配列を解析するメタゲノム解析が導入され、２００５年に登場した圧倒的に解析速度の向上した次世代シーケンサーのメタゲノム解析によって、マイクロバイオームの全体像をとらえることが可能になりました。

　腸内細菌フローラは、食べ物の違いや人種によって個人差があります。**日本人は、乳酸桿菌やビフィズス菌の栄養源になる木の実、キノコ、海藻、根菜などの多様な食材から多くの食物繊維を摂ってきました。そのため、欧米人に比べて乳酸や酢酸をつくり出す細菌が多いことが明らかにされています。ところが、食生活の欧米化によって食物繊維の摂取量が減少し、悪玉菌の片棒を担ぐ日和見菌であり、デブ菌と言われるファーミキューテス菌が増え、メタボリックシンドロームの人が増えてきています。**

　海藻に含まれる多糖類を分解する酵素は、ポルフィラナーゼです。日本人の腸内細菌フローラには、ポルフィラナーゼを持っている細菌が多く存在することがわかりました。海藻の多糖体を分解する腸内細菌に、海洋性細菌が持つポルフィラナーゼ遺伝子が挿入されているためです。日本人の90％は腸内細菌のポルフィラナーゼ産生菌を保有していますが、欧米人では３％しか保有していません。**海産物を多く摂取する食文化によるポルフィラナーゼ酵素産生腸内細菌フローラは、日本人の健康増進に貢献**してくれています。

無限の可能性を秘めたプロバイオティクスの魅力

フランスのルイ・パスツールが唱えた「細菌の存在なくして生命は成り立たない」や、メチニコフの「ヨーグルト不老長寿説」などが受け入れられて「細菌に溢れて人は生かされる」ことが鮮明にされ、**細菌との共生を意味するプロバイオーシスという言葉が生まれました。**プロバイオーシスを支えるプロバイオティクスは、腸内に乳酸菌やビフィズス菌を送り込む手段です。**プレバイオティクスは、腸内善玉菌の栄養源になる海藻、豆類、根菜など食物繊維の多い食物を摂る戦略です。シンバイオティクスは、プロバイオティクスとプレバイオティクスを合体させた戦略です。それらは、副作用のない健康増進の役割を担っています。**

プロバイオティクス戦略に要求される条件は、①消化管上部で分解されないこと、②大腸に共生する有益な乳酸菌の増殖を促進して代謝を活性化すること、③大腸の腸内フローラを健康的な構成に改変して健康を誘導することです。

消費者庁が認可する特定保健用食品は、プロバイオティクスとプレバイオティクスの機能を高めるものです。整腸作用、高脂血症予防、インスリン抵抗性の改善、ミネラル吸収促進作用、尿中窒素低減作用、がんと炎症性腸疾患の予防、アレルギー抑制作用、腸管免疫の増強などを謳い文句とした特定保健用食品のコマーシャルは際限なく続いています。

母親から受け継ぐ赤ちゃんの守り神

糖類は脳のエネルギーに必須なブドウ糖などの単糖、ブドウ糖と果糖が結合した砂糖（正式名称はしょ糖・スクロース）やブドウ糖とガラクトースが結合した乳糖（ラクトース）などのオリゴ糖、ブドウ糖がいっぱいつながったグルカンの多糖体などがあります。

母乳には、複数の糖質が結合した１００種類を超えるオリゴ糖が豊富にあります。オリゴ糖は、小腸から大腸に移動して母親から受け継いだ乳酸桿菌やビフィズス菌などの栄養源に利用されて、悪玉菌の増殖や有害物質の生成を抑えてくれます。

帝王切開で生まれる子どもは、経膣分娩の子どもに比べて喘息やアトピー性皮膚炎が多いことは、過去に行われた複数の研究結果を統合したメタ解析によって明らかです。帝王切開による出産は、膣に常在する乳酸桿菌などの感染機会がないため、喘息やアトピー性皮膚炎が多くなることに疑問はありません。

スウェーデンのノーベル生理学・医学賞を決めるカロリンスカ研究所が中心となって、取り組んできたプロバイオテックス戦略に導入されているのは、１９６５年にゲルハルト・ロイターが母乳から分離したラクトバチルス・ロイテリ菌です。

ロイテリ菌は、腸内ディスバイオーシスで跳梁跋扈の悪玉菌群に対する抗菌活性があり、腸内ディスバイオーシスの改善に有効であることが実証されました。また、ロイテリ菌は小腸粘膜に集積する免疫細胞に働きかけて、粘膜感染予防の主役をなす分泌型IgA産生を高めて粘膜への病原体の付着を抑えることも示されました。

ロタウイルスは、子どもに急性胃腸炎を起こすウイルスで、赤ちゃんの夜泣きの原因になります。スウェーデンの小児科医らは、ロタウイルス胃腸炎の赤ちゃんにロイテリ菌を投与すると、５日後に胃腸炎が改善して夜泣きが激減して母親たちのＱＯＬが顕著に高くなったことを発表しています。

ロイテリ菌の使用によって唾液中の分泌型IgAの産生が高まり、ミュータンス菌や歯周病原菌に対する抗菌活性によって口腔ディスバイオーシスが改善され、むし歯、歯周病、口臭予防に役立つことも示されています。ＷＨＯとアメリカＦＤＡは、ロイテリ菌はアレルギー疾患予防などに有効なプロバイオテックスの定義を満たすと認定しています。

赤ちゃんから高齢者まで、善玉菌と仲良くするライフスタイルを持続することを凌駕するウェルビーイングのサポーターはありません。

第二章

妖怪バイオフィルムの脅威

潜む細菌は群れて牙をむく

自然界に存在する多くの細菌は、プランクトンのように浮遊して存在することは少なく、棲み着いた場所で菌体同士がスクラムを組んでバイオフィルム集団となっています。排水口などいつも湿ったところにある「ぬるぬる」は、下水にいる細菌が付着したバイオフィルムです。単細胞の細菌がバイオフィルムとなって多細胞のように振る舞うことから細菌モンスターとも言われます。お風呂の水を捨てないで放置しておくと、水は澄んでいても底にはぬるぬるしたバイオフィルムができます。浴槽や洗い場の床などに細菌バイオフィルムとなって棲み着くため、毎日ブラシで清掃しなければなりません。

バイオフィルムとなる細菌は、自ら細菌密度を感知することができるクオラムセンシング（QS）というメカニズムを持っています。このQSは、クオラムという数の意味と、それを感知するセンシングが合体した用語です。

QSは、細菌同士がコミュニケーションを取るための言葉とも言えます。QSシグナル分子は極めて小さいために、細菌の硬い細胞壁も簡単に通り抜けることができます。そのため、同じQSシグナル分子を使って、菌種が違ってもコミュニケーションを取ることができます。**デンタルプラークは、複数菌種がＱＳ機構を使うバイオフィルム**です。

ＱＳ機構において各細菌は、産生する自己誘導因子（オートインデューサー：ＡＩ）と呼ばれるシグナル物質を介して周囲の細菌密度を感知し、その密度に応じて特定の遺伝子の発現を制御しています。

細菌のＡＩシグナル物質は、一般的に使われる人工知能のＡＩ（アーティフィシャル・インテリジェンス）とはまったく異なる用語です。周囲に栄養源がないような状態では、細菌が自らそれを察知してＡＩ物質遺伝子の発現を抑えて菌数を増やすことができません。一方、増殖できる環境を認識するとＡＩ物質遺伝子発現を高めてＱＳ機構に働きかけて菌数を増やします。ＡＩ物質を介したＱＳ機構は、バイオフィルム形成だけでなく、毒素産生の調整、免疫防御機構からの回避、抗生物質など抗菌薬耐性を調節しています。

バイオフィルム形成の第一ステップは、浮遊状態の菌体が小さな窪み（ニッチ）を見つけて、付着性線毛や糊状多糖体のグリコカリックスで付着したマイクロコロニーです。次いで、ＱＳ機構で成熟し、バイオフィルム集団になります。成熟バイオフィルムには、栄養源を取り込むチャネルやバイオフィルム内部でつくられる代謝産物を排泄するチャネルがつくられます。コミュニケーションを取り合ってバイオフィルムとなって棲み着き、隙あれば人間の命さえ狙うサイレントキラー軍団となります（**図３、図４**）。

図3　QSシグナルを使って集団となるデンタルプラーク

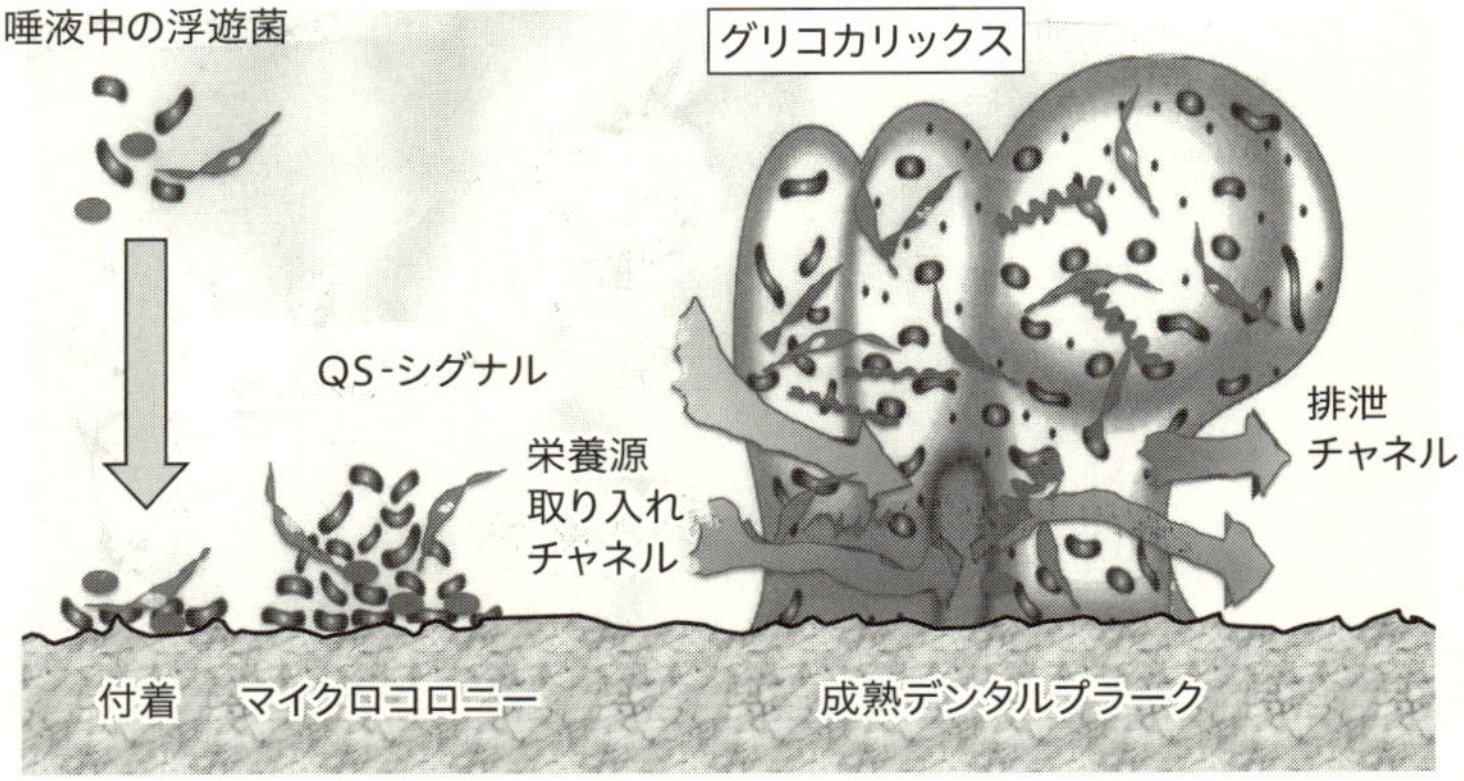

複数菌種からなるバイオフィルムのデンタルプラーク形成プロセス。唾液中の細菌はへばりつけるニッチと言われる小さな窪みに付着し、マイクロコロニーになります。次いで、QS機構でコミュニケーションを取りながらバイオフィルムとなって居座り続けます

図4　粘着性多糖体でへばりつくデンタルプラークの顕微鏡写真

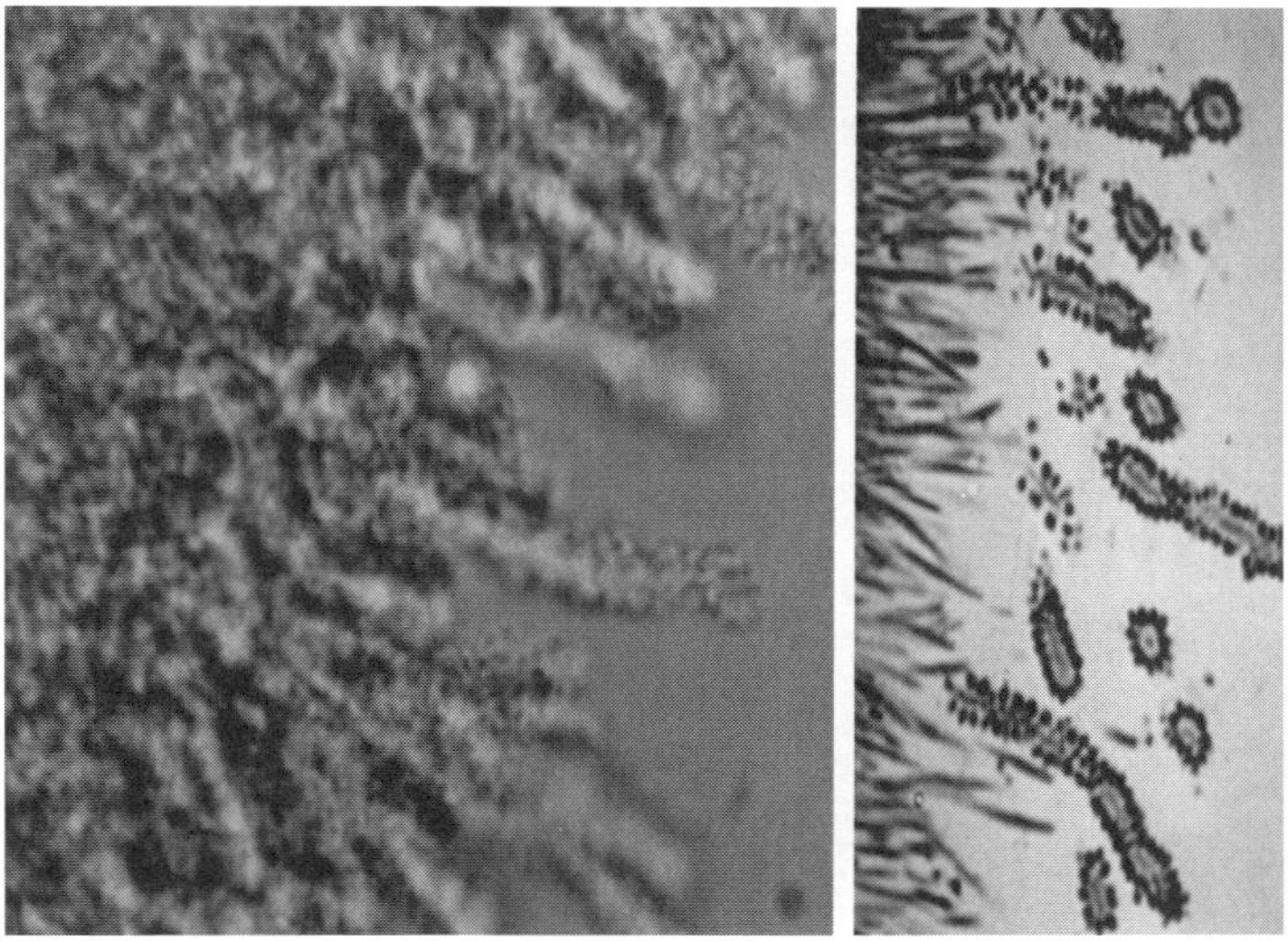

成熟したデンタルプラーク　　表層部分

デンタルプラーク1mgには、1億個を超える細菌が算定されます。歯垢などとも言われますが、実体は複数菌種がQSシグナルを使って会話しながらスクラムを組むバイオフィルムであることがわかります

日和見感染症の原因はバイオフィルム

病原細菌の狩人と言われたロベルト・コッホは、特定の病気の原因菌であることを証明するためには、次のような条件を満たさなければならないという原則を発表しました。①ある一定の病気にはその病原菌が見つかること、②その細菌は患者から分離することができること、③その分離した細菌を感受性のある動物に接種するとその病気が起こること、④その動物の病巣から同じ細菌が分離されること。

しかしながら、コッホの4原則に該当しない、静かに潜んでいる細菌が原因となる感染症が激増しています。

日和見感染症は、健康な人には害を及ぼすこともない弱い病原体が高齢者、透析患者、糖尿病患者など感染防御能力の低下した易感染性宿主に病気を発症させる感染症です。我が国の外来から入り込んでくる病原体によって発症する外因感染は一時期に比べ減少しています。ところが、バイオフィルムとなって私たちに潜んでいる細菌が起こす内因感染症は、易感染宿主などで増加してきています。

大腸菌は、腸内フローラの代表的な悪玉菌です。多くの大腸菌は大腸内で病原性を示しませんが、肛門周辺などに潜んでいる大腸菌が尿道や膀胱に入り込んで、バイオフィルムになって内因感染を起こします。赤痢菌の外毒素遺伝子を持つ腸管出血性大腸菌のO－157などの腸管病原性大腸菌は、多くは食品から感染する外来性細菌感染症です。まれに腸管病原性大腸菌は健康な人にも持続感染していることがあります。

ブドウ球菌は、鼻腔や皮膚に増殖してバイオフィルムとなり、さまざまな内因感染症を起こします。抗生物質の濫用などで出現した多剤耐性菌のMRSAやMRSEなどは、抗菌薬による治療を難しくさせています。細菌性食中毒でもっとも多いのが、ブドウ球菌によるものです。**食品中で増えたブドウ球菌の神経毒は加熱しても破壊されない耐熱性外毒素で、食後30分から腸管の蠕動運動を異常に高めて悪心、嘔吐などを引き起こします。**

緑膿菌は、子どもの中耳炎の主な原因菌で緑色の膿を作る細菌です。**高齢者や糖尿病患者など易感染性宿主に潜んでいる緑膿菌は、バイオフィルムとなってびまん性汎細気管支炎、嚢胞性線維症、慢性気管支炎、慢性気管支拡張症などの内因感染症を発症させます。医療現場や介護施設などに蔓延《はびこ》っている緑膿菌は、易感染性宿主に敗血症などの外因性感染症を発生させるキラー細菌でもあります。**

１９７６年、フィラデルフィアで開催された米国の在郷軍人（レジオン）会の参加者に肺炎を発症させて多くの死者を出した原因は、会場近くの建物の水槽に存在したバイオフィルム集団となったレジオネラ菌でした。レジオネラ菌は、水さえあればどこでもバイオフィルムとなりますが、私たちに持続感染して潜むことはありません。

レジオネラ菌は、健康な人に病気を発症させることは滅多にありませんが、高齢者や新生児などの易感染性宿主がレジオネラ菌の飛沫感染によって肺炎で亡くなるニュースをたびたび耳にします。レジオネラ菌などの発育を抑えるため、水道水には残留塩素濃度を1ℓあたり0・1㎎（0・1ppm）以上保持することが法令で定められています。

密閉されていない水道水からは、塩素が飛散します。すると、たちまち濁ることもなくレジオネラ菌がバイオフィルムとなって増えます。レジオネラ菌は、湿ったタオルなどを格好の棲み場として増殖します。24時間風呂が営業しなくなったのも、どこにでもあった手拭きタオルを、使い捨て紙タオルに替えさせたのはレジオネラ菌と言えます。

結核菌の逆襲に立ち向かうライフスタイル

世界保健機関（WHO）は、1970年以降に明らかになった感染症を新興感染症、一時期減少したが再び感染が拡大した感染症を再興感染症としました。再興感染症の代表が結核です。世界の人口の約4分の1にあたる20億人には、結核菌が持続感染しています。毎年、新たな結核患者が約８００万人発生し、子どもを含めて約３００万人が結核で死亡しています。

イギリスは18世紀の産業革命とともに、結核の爆発的流行を経験しました。**我が国では、明治以降の産業革命による人口の都市集中、過酷な労働、貧困などが相まって結核が激増し「国民病」とまで呼ばれ、１９５０年まで死因のトップでした。若い頃に感染した70歳代の約40％、80歳代の約70％が結核菌の持続感染者**です。

結核菌はミコール酸というぬるぬる物質を使ってバイオフィルムとなり、抗菌薬の作用に抵抗します。また、ＨＩＶ感染者の結核を防ぐ目的で抗結核菌薬が大量に使用された結果、多くの抗菌薬に耐性を獲得した多剤耐性結核菌が蔓延してしまいました。

結核菌持続感染者で結核を発症するのは、約10％と言われています。結核菌に対する体内の感染防御機構は、マクロファージなどの食細胞や病原体の侵入した細胞を素早く見つけて攻撃するナチュラルキラー細胞（ＮＫ細胞）などの自然免疫が中心です。しかし、高齢化などに伴って機能が低下すると、潜んでいる結核菌が捲土重来とばかりに増殖し始めます。日本では毎年約３０００人の高齢者が結核菌の逆襲で命を奪われています。さらに結核の死亡者数は増え続けると予測されています。

ＢＣＧはウシ型結核菌の培養を繰り返して作成された結核に対する生ワクチン（弱毒化した生菌ワクチン）です。多くの文献の総合的なメタ解析は、乳幼児期にＢＣＧ接種することによって小児の結核性髄膜炎や粟粒結核の発症を抑える効果があるとされています。我が国では、ＷＨＯの勧告などを受けて生後6カ月までにＢＣＧの1回接種がなされています。

しかしながら、青年や成人にＢＣＧを接種しても肺結核を予防する効果は認められていません。結核菌は菌体の最外周部にミコール酸というワックス成分があり、マクロファージに取り込まれて産生する活性酸素に抵抗して生存する細胞内寄生菌であるため、侵入病原体と認識されないため感染防御性獲得免疫は成立しません。

我が国の結核予防研究所は、結核菌に感染していると、老齢などによって細胞性の自然免疫力が低下すると発症リスクが高まります。そのため、細胞性自然免疫力を低下させないために、腸内ディスバイオーシスを起こさないバランスの取れた食生活で、充分な睡眠、適度な運動、ストレスを蓄えないライフスタイルが大切であるとしています。

免疫力も抗菌薬も太刀打ちできないモンスター

私たちに生まれつき備わっている自然免疫と感染後やワクチン接種によって成立する獲得免疫は、緊密な連携を持って感染防御に働いていますが、ブドウ球菌、レンサ球菌、大腸菌、緑膿菌など菌体周囲の粘性に富んだ多糖体のグリコカリックスや結核菌の菌体外のミコール酸などに対しては作用しません。ましてや、グリコカリックスのシェルターで被覆されたバイオフィルムに対しては、感染防御免疫は機能しません。

抗生物質などの抗菌薬は、バイオフィルム感染症に対して著効することは、ほとんどありません。浮遊菌に対して有効に作用する抗菌薬であっても、それを100倍以上の濃度にしても、覆っているグリコカリックスのバリアを通り抜けてバイオフィルムに抗菌作用を発揮することができません。また、バイオフィルムの中心部の細菌は、新しいたんぱく質を合成することもなく静かに眠った状態でいるため、たんぱく質の合成を邪魔する静菌的抗生物質は効力を発揮することができません。

バイオフィルムとなって体内に潜んでいる細菌に対して、QS機構を使って大きな成熟バイオフィルムにさせない抗生物質があります。緑膿菌のQSシグナル物質と分子構造の

似たエリスロマイシンやクラリスロマイシンなどです。呼吸器に持続感染している緑膿菌が大きなバイオフィルム集団となって病原性を発揮させないために、微量の抗生物質を継続投与を受けている高齢者は少なくありません。

第五章で詳しく解説する歯周病原菌は、ブドウ球菌やレンサ球菌などの頑丈な細胞壁を持っているグラム陽性菌ではなく、外膜と言われる膜に包まれた緑膿菌や大腸菌と同じくグラム陰性菌です。グラム陰性菌のＱＳシグナルを邪魔する抗生物質のアジスロマイシン（商品名ジスロマック）は、歯周病原菌のバイオフィルム形成を抑えることから、歯周病の抗菌薬療法に組み込まれることがあります。重症化した歯周病患者へのアジスロマイシンの短期間投与は、歯周病原菌バイオフィルムを破壊するとした報告がなされています。

しかしながら、歯周病原性バイオフィルム駆逐に機械的除去を凌駕する手段はありません。歯周病治療の一環としてアジスロマイシンの長期間投与は、腸内善玉菌の減少を誘導してしまうことを念頭におかなければなりません。

第三章

極悪非道の腸内ディスバイオーシス

生活習慣と腸内ディスバイオーシス

ディスバイオーシスは、特定の悪玉菌が正常な細菌フローラのバランスを崩壊させることを言い、環境関連因子、宿主関連因子などによって誘導される常在細菌フローラの構成かつバリア機能変換と定義されています。日本語訳は細菌毒素症とか機能低下細菌フローラなどです。ここでは腸内ディスバイオーシスを取り上げます（歯周病原菌などが増加する口腔ディスバイオーシスは後述します）。

腸内ディスバイオーシスは、嫌気性クロストリジウム属や大腸菌などの悪玉菌が増加した状態です。遺伝的な素因による免疫異常が原因で起きる場合がありますが、**動物性脂肪やアルコールの過剰摂取、ストレスの蓄積など生活習慣が大きく影響**します。腸内ディスバイオーシスは、投与される抗生物質に感受性のある善玉菌が減少し、耐性の嫌気性ディフィシル菌などの増加によっても起きます。

腸内ディスバイオーシスは、便秘、うつ、アレルギー疾患、肥満、高血圧、糖尿病、動脈硬化症などのリスク因子となってウェルビーイングが破綻します（図5）。

腸内ディスバイオーシスがメタボリックシンドロームをもたらすことは、動物実験でも

図5　腸内ディスバイオーシスはウェルビーイングの障壁

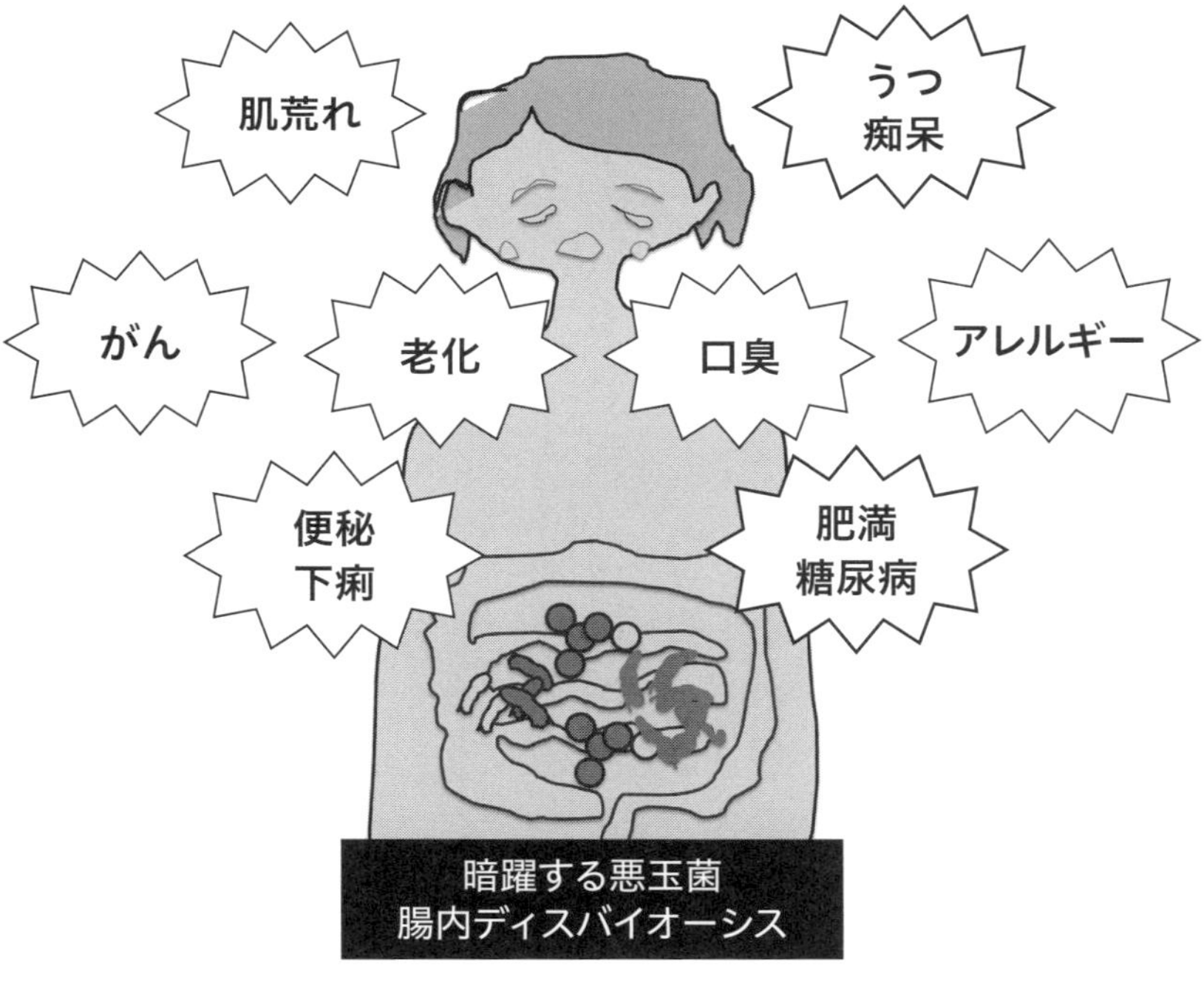

17ページの図2では、腸内善玉菌はウェルビーイングの強力なサポーターであることを描きました。本図は腸内悪玉菌が暗躍する腸内ディスバイオーシスはウェルビーイングの障壁であることを描いています。腸内ディスバイオーシスをもたらさない健康的な食事、適度な運動習慣、疲労やストレスを溜め込まないライフスタイルが大切です

鮮明にされました。メタボリックシンドローム患者の腸内細菌を無菌マウスに移植すると、そのマウスは腸内ディスバイオーシスになって肥満が進むことが示されています。また、行動力の少ない警戒心の強いマウスに、活発に活動するマウスの腸内細菌を移植すると警戒心もなくなり活発になることが示されています。

20世紀のはじめ、ウィーンの医師であり精神分析の創始者であったジークムント・フロイトは、心を分析することで精神疾患が治療できることを発表していました。そして、凶悪犯罪者は、心が腸内悪玉菌に支配されているとする研究者もいました。アメリカの医師は、凶悪犯罪を繰り返す犯罪者の腸内悪玉菌をなくす目的で大腸摘出手術を実施しました。その後の管理が充分でなかったこともあって、死に追いやったことがありました。

今世紀になって腸内細菌フローラの全貌が捉えられるようになって、腸内ディスバイオーシスを誘導する悪玉菌が代謝産物として排出する老廃物は、腸内セロトニン分泌を抑え、自家中毒状態に陥って精神状態が不安定になることが実証され、副作用のないプロバイオテックス戦略に拍車をかけています。

腸内ディスバイオーシスが誘発するメタボリックシンドロームの改善に、便の移植が注目されています。健康な人の便を腸内ディスバイオーシスの腸内に移植し、健康な腸内マイクロバイオームにする方法です。健康な人の便移植は、腸内ディスバイオーシスが関連

するメタボリックシンドロームなどの治療に導入されるようになってきています。

口腸相関がもたらす負の連鎖

口腔細菌は胃液や胆汁の働きなどに抵抗性がないため、腸内細菌叢フローラに入り込んで定着できないと言われてきましたが、バイオフィルムを覆うグリコカリックスのバリアに守られて、生きたまま腸管に達して定着することが明らかになりました。そして、**口腔細菌フローラが腸内細菌フローラに関わることなどから、「口腸相関」という新しい用語も生まれました。**

唾液1㎖には、1億個以上もの細菌が存在しています。唾液は1日1500㎖程度飲み込まれて腸管に移行しています。複数菌種がコミュニケーションを取り合って、バイオフィルム表層のグリコカリックスがシェルターのようになっているため、胃液や胆汁酸の抗菌性作用に抵抗して、一部は生きたまま腸内に入り込んで腸管粘膜に付着します。口腔内悪玉菌が腸内で数を増やし、善玉菌の優勢な細菌叢を撹乱して腸内ディスバイオーシスに加担することが鮮明にされてきました。

腸内ディスバイオーシスは、免疫細胞の連携を撹乱させ、感染防御機能を低下させます。免疫機能の低下で歯周病原菌が増えた口腔ディスバイオーシスは、腸内ディスバイオーシスと付和雷同した負の連鎖で、健康破綻の引き金になってしまいます。

口腸相関には、十二指腸潰瘍や胃潰瘍などの治療に胃酸分泌を抑えるプロトンポンプ阻害薬（ＰＰＩ）の投与も密接に関与します。ＰＰＩ投与で胃酸の殺菌作用が低下すると、生きたまま腸管に達する口腔内悪玉菌が増加します。マウスを使った実験でも、ＰＰＩと口腔細菌を一緒に飲ませると高い割合で腸内ディスバイオーシスを誘発することが実証されています。

第四章

ミュータンス菌は命さえ奪う

ミュータンス菌を毒牙にかける砂糖

歯科医学の父と呼ばれるフランスのピエール・フォシャールは、18世紀にヨーロッパで多くの人が砂糖（正式名称：しょ糖、スクロース）を使うようになってからむし歯が増えたことから、砂糖が原因であると指摘していました。そして20世紀後半になって、主たる原因菌は、ストレプトコッカス・ミュータンス（以降ミュータンス菌）であることが明らかにされました。

私はカロリンスカ大学で、たくさんのラットを使ってむし歯をつくらない糖の研究にも取り組みました。ミュータンス菌を感染させた11匹のラットを、砂糖を加えた餌で28日間飼育したところ、すべてのラットの歯にミュータンス菌が激増して、むし歯が多発しました。

一方、同じく11匹のラットにミュータンス菌を感染させて、こちらは砂糖なしでブドウ糖や果糖を加えた餌を28日間与えた場合は、ミュータンス菌に感染したラットは4匹しか検出されず、菌数も少なく、むし歯はほとんどありませんでした（図6）。

また、ミュータンス菌に感染させたラットと、感染させていないラットを同じケージに

**図6　ミュータンス菌は砂糖でバイオフィルムとなって
むし歯をつくる**

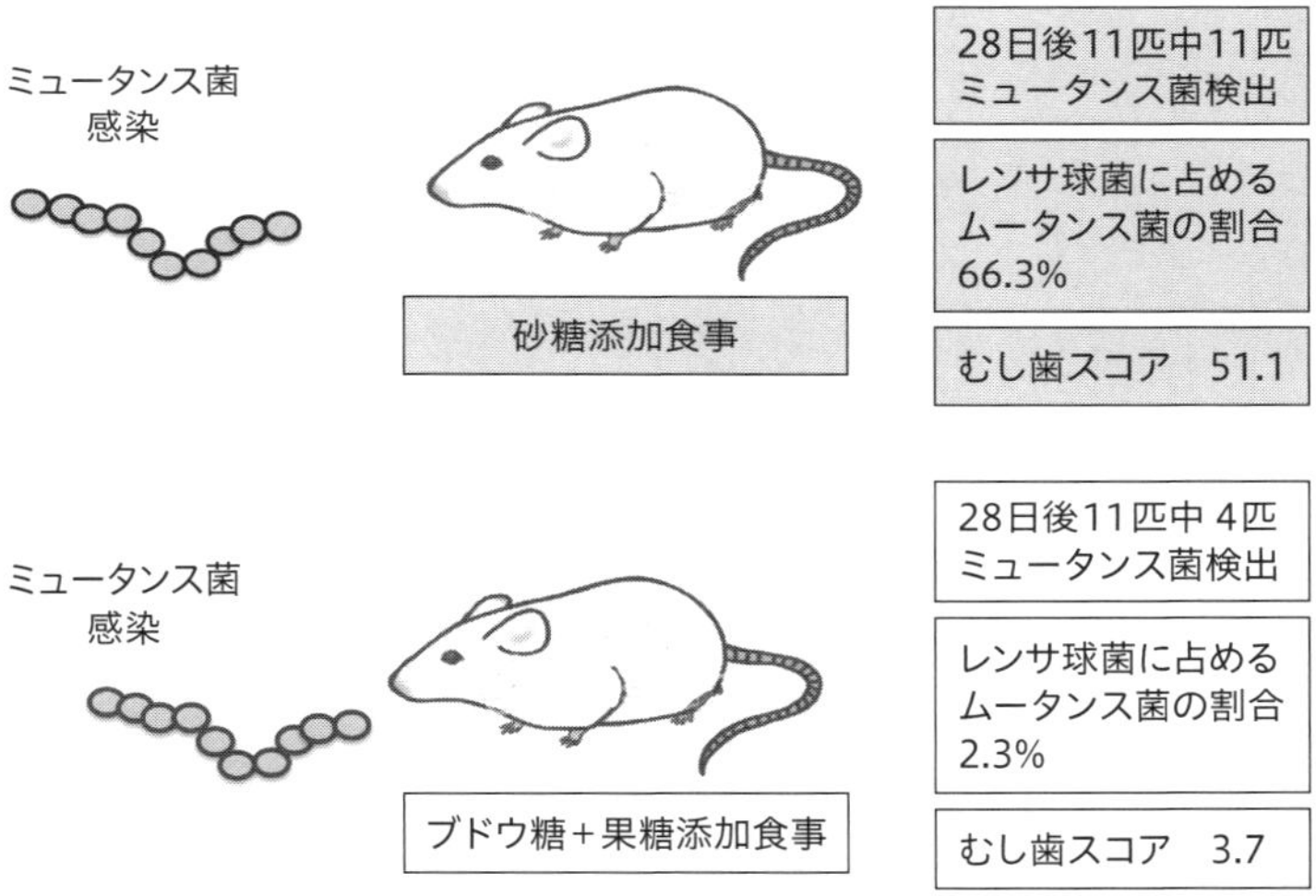

スウェーデンの国費留学生としてカロリンスカ大学で取り組んだ実験です。ミュータンス菌は砂糖なしではバイオフィルムとなって歯に付着できず、むし歯を発症させることはほとんどできません

入れ、砂糖を加えた餌で28日間飼育すると、感染していなかったすべてのラットにミュータンス菌が伝播して、臼歯は全部むし歯になってしまいました。他方、同じ条件で砂糖なしのブドウ糖や果糖を加えた餌で飼育したラットは、半数にしかミュータンス菌が伝播しておらず、その菌数も少なくむし歯もありませんでした。

砂糖は、単糖のブドウ糖と果糖がつながった二糖類です。ミュータンス菌は、菌体の周囲に線毛のようなたんぱく質抗原を持っていて、その抗原で最初に歯面に付着します。次いでバイオフィルム集団となって歯面に定着するためには、砂糖が不可欠であることが鮮明になりました（図7）。

ミュータンス菌は、ブドウ糖からも果糖からもバイオフィルム基質となる菌体外多糖体をつくることはできません。しかし、ブドウ糖からも果糖からも速やかに乳酸などをつくりますが、むし歯の誘発は砂糖に比べ低いと言えます。

ミュータンス菌は、QS機構を使うことによってもバイオフィルムを形成します。ミュータンス菌のQSシグナル遺伝子を破壊すると、グルカンの形成が阻害され、大きなバイオフィルム集団になれません。ところが、QSシグナル遺伝子を破壊したミュータンス菌は、歯周病原菌と一緒になると、歯周病原菌QSシグナル分子が関与してバイオフィルム形成を補うことが示されました。**デンタルプラークの複数の菌種は、お互いに緻密な連携**

図7　砂糖を使ってバイオフィルムとなるミュータンス菌

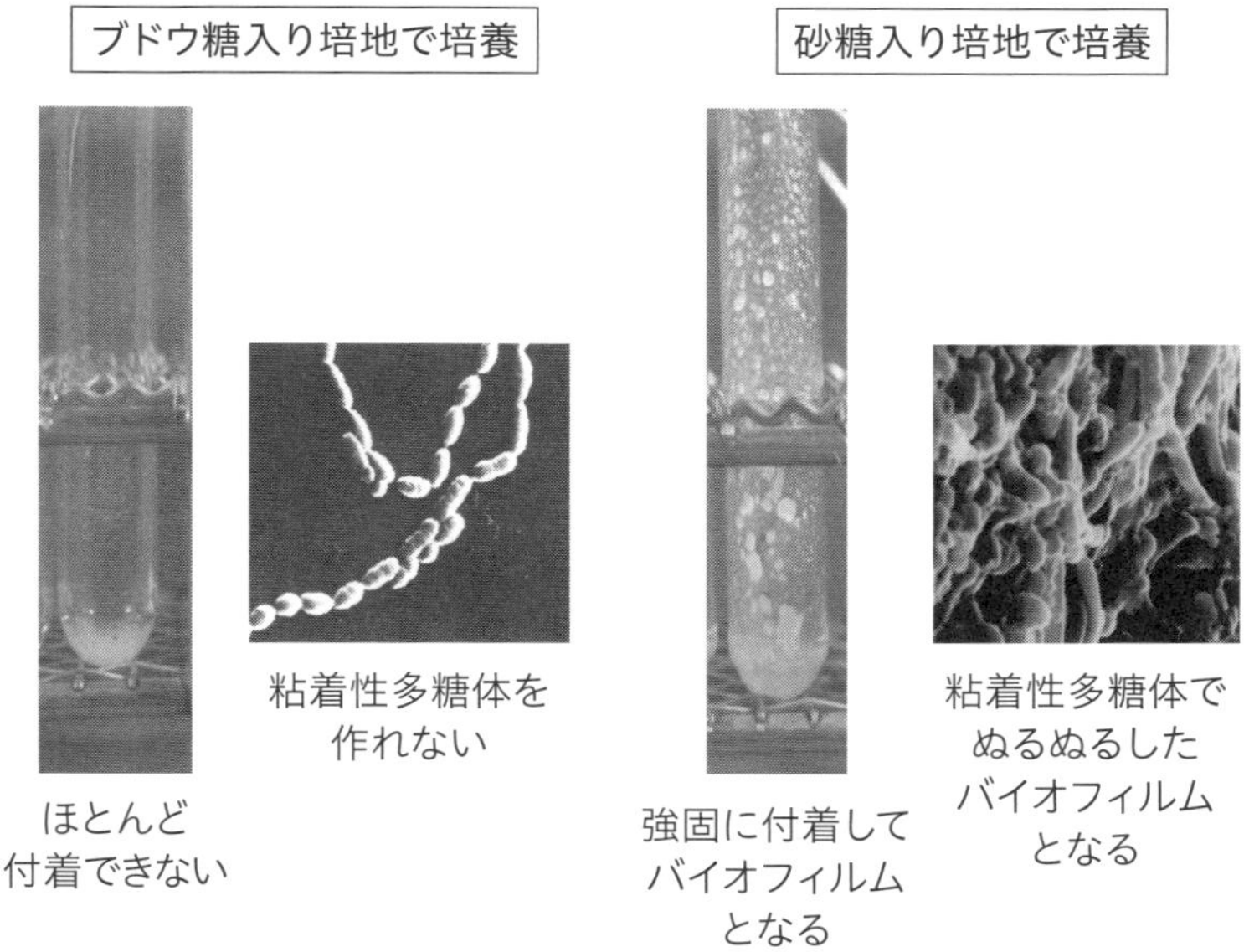

ミュータンス菌は砂糖から、菌体周囲に粘着性多糖体の水不溶性グルカンをつくってバイオフィルムとなって付着します。ブドウ糖や果糖から乳酸をつくりますが、粘着性のある水不溶性グルカンはつくれません

で居座ってむし歯を誘発する、極道な口腔ディスバイオーシスです。

ミュータンス菌はインベルターゼという酵素で、砂糖の成分であるブドウ糖と果糖の結合を切断します。また、インベルターゼは切断したブドウ糖をつなぎ合わせるグルコシルトランスフェラーゼ酵素と連携して、菌体外に糊状の水不溶性のグルカンをつくります。グリコカリックスの水不溶性グルカンは、お互いにスクラムを組みバイオフィルムとなって、頑強な歯面への付着に必須な多糖体です。水不溶性グルカンは、バイオフィルム内でつくられる乳酸などの拡散を防いで酸を局所に停滞させて、歯の表面のpHを下げ続けて歯の脱灰を誘発します。

ミュータンス菌は、砂糖から菌体内にも多糖体を蓄えます。切断したブドウ糖から水溶性グルカンを、果糖からはフルクタン（レバンとも言います）をつくります。これらの菌体内多糖体は、就眠中などにエネルギー源として使われ、持続的に乳酸などをつくり続ける根源になります。

スプーンや箸の共用だけでむし歯はうつらない

スウェーデンの研究グループは、**2歳までにミュータンス菌に感染しなかった子どもは、むし歯が少なかったと発表**しました。そのため、むし歯をつくらせない子育てには、食器を共有することや箸やスプーンで子どもに食べ物を与えないことが強調され、神経質になった母親が少なくありませんでした。

お笑い芸人又吉直樹の『火花』は、2015年の芥川賞受賞作です。世間の大きな注目を浴び、相当の印税も入っただろうとやっかみながら読みました。同時に受賞したのは、羽田圭介の『スクラップ・アンド・ビルド』です。小説のなかで、「おじいちゃんのちゅうちゅうはだめ、子どもがむし歯なるからやめて」と孫娘が祖父に頼む場面が書かれています。ミュータンス菌が伝播して感染したとしても、成熟バイオフィルム集団を発生させない限り、むし歯はできません。ということは、**おじいちゃんのちゅうちゅうだけでむし歯はうつりません**。読みながら、正しい情報を発信する必要性を痛感しました。

ミュータンス菌は母親からの垂直感染が多いことがわかっています。私たちの研究でも、母親のミュータンス菌とその子どものミュータンス菌の遺伝子が同じクローンであることを確認しています。しかし、ミュータンス菌は子ども同士でうつる水平感染も起きています。**むし歯の発症は、ミュータンス菌が砂糖を使ってバイオフィルムとなって蔓延《はびこ》ることがもっとも大きな原因**であることを知らなければなりません。

約3000人の3歳児を対象にした東北大学の研究では、親がミュータンス菌を子どもにうつさないように気をつけていることと、子どものむし歯に統計学的な関係がないことを発表しています。そして、2023年になって日本口腔衛生学会は、「食器の共有を避けるなどの方法で、ミュータンス菌の感染を防ぐことを気にしすぎる必要はありません」と呼びかけています。

私が市民公開講座などで話す機会も少なくありませんでした。**「スプーンや箸の共用だけでむし歯ができるわけではない」「頻繁な砂糖摂取がむし歯の最大の原因です」**と言い続けてきています。

脳出血を起こすミュータンス菌

むし歯を放置しておくと脳出血を起こして亡くなることは、紀元前から知られていました。ミュータンス菌は、日本人の90％に潜んでいます。そのミュータンス菌の**5％から10％は、脳出血などを起こす悪の限りを尽くす菌体表層にコラーゲン結合性たんぱく質を持つミュータンス菌**です。

その極悪ミュータンス菌は、東京歯科大学の佐藤裕先生らが２００４年に見つけています。コラーゲンに強い結合性のあるＣｎｍたんぱく質は、*cnm*遺伝子によってつくられます。**歯周ポケットなどから血流に入り込んだＣｎｍ陽性ミュータンス菌は、加齢や高血圧等で血管が傷んでいる血管内壁のコラーゲンに付着します。**

すると、血管内壁にへばりついて増えたミュータンス菌を排除しようと、マクロファージなどや免疫細胞が集まってきます。しかし、**集団になったＣｎｍ陽性菌を排除することは難しく、死滅した細胞などが血管壁に炎症を起こします。また、Ｃｎｍ陽性ミュータンス菌は、血管からの血液の漏出を防ぐ血小板の働きを邪魔します。その病態が心臓弁膜で起きれば細菌性心内膜炎、冠状動脈で起これば心筋梗塞、脳血管で起これば脳梗塞や脳出血になります。**脳出血を起こした患者では、Ｃｎｍ陽性ミュータンス菌が30％近く潜んでいることが報告されています。

Ｃｎｍ陽性ミュータンス菌を実験動物の静脈に接種すると、脳内に達して脳出血を起こすことが、大阪大学や国立循環器病研究センターなどの研究者によって明らかにされました。また、Ｃｎｍ陽性ミュータンス菌を実験動物の歯髄に感染させると、根尖孔《こんせんこう》から血流に乗って脳の毛細血管に達して、出血させることも実証されています。

高齢者などの微小脳出血は再発リスクが高く、重症化して深刻な障害が残り、患者の日常生活動作（ＡＤＬ）が著しく低下します。それらを踏まえて、公益財団法人の循環器病研究振興財団は、２０２３年９月に『循環器病あれこれ』１６０号で「〝口は災いの元〟―むし歯・歯周病と脳卒中の危ない関係―」という特集を組み、**ミュータンス菌がキラー細菌になることを周知徹底**しています。

Ｃｎｍ陽性ミュータンス菌と脳出血との関係が明らかになって、脳卒中の新たな予防として歯科治療や口腔ケアの重要性が一段と強調されています。

加齢変化の一つとして、歯肉の退縮に伴って歯の根が露出することがあります。そのため高齢者は歯の根にむし歯ができやすくなります。甘いものを楽しみにする高齢者には、歯の根のむし歯の予防のために、砂糖に代わる甘味料などをおやつなどに使うことや、お茶を楽しみながら、**砂糖を口腔内に停滞させないことが大切**になります。

甘くてもむし歯にさせない新機軸

歯科医師のウェストン・プライス博士は、１９１４年全国歯科医師会を設立して会長を務め、アメリカ歯科医師会研究所の初代所長でした。プライスは、お口の健康と身体の関係に関する研究のパイオニアでした。口腔内慢性感染症は健康破綻の元凶であることの膨大な研究については第六章で取り上げますが、ここではむし歯にならないライフスタイルについて紹介します。

プライスは、１９３０年代に奥さんと一緒に健康の秘訣を求めて世界各地を訪ねて、近代文明から孤立した集団や先住民族の食生活を調べ、１９３９年に「食生活と身体の退化」を出版しています（本書はＮＰＯ法人恒志会の理事長で同級生の土居元良君らが訳して農山漁村文化協会から発売されています）。その概要は「伝統的な食生活を続ける人たちには、むし歯もなく歯並びも良いのに比べて、現代文明と接触し食生活が近代化すると、とたんにむし歯が頻発する驚くべき影響のあることを明らかにしています。砂糖を含むファストフードの食生活のライフスタイルが、身体の退化をもたらすことに警鐘を鳴らしていました。

キシリトールは、さまざまな果実やメープルシロップなどに含まれ、甘味は砂糖と同程度です。白樺などの樹液から取り出されたキシリトールは、フィンランドのトゥルクで研究されたことからトゥルクシュガーともいわれる5炭糖アルコールです。**むし歯をつくらないだけではなく、唾液分泌を促進させて歯の表面に再石灰化をもたらすことなどから、チューインガムやキャンディーに使われています。キシリトールは小腸で吸収されないため、糖尿病患者の甘味料としても活用されています。しかし、消化管内の浸透圧を上げて水分を腸内に滲み出させるので、一度に20gを超える量を摂取すると下痢を起こします。**

某製菓会社は、オリンピック金メダリストを使って「フィンランドでは、子どもが寝る前にキシリトールキャンディーを食べています」というコマーシャルをテレビで流しました。**フィンランドのキャンディーには、歯のエナメル質をむし歯になりにくくする作用のあるフッ素が含まれています。しかし、我が国では、お菓子にフッ素を加えることはできません。**そのコマーシャルを見た私は、知人でもあった研究所長に「フッ素を含まないキャンディーを寝る前に口にすれば、子どもへの悪影響が大きいことを考えてください」と話したところ、そのコマーシャルはすぐに取りやめになりました。

ソルビトールは、リンゴの蜜に含まれる、むし歯をつくらない6炭糖アルコールです。ブドウ糖から高圧水素添加や電解還元することによって製造できる**ソルビトールは、砂糖の半分ほどの甘味があるため、多くの歯磨剤に6%から20%の割合で加えられています。**

エリスリトールは、４炭糖アルコールです。キシリトールやソルビトール同様、多く摂取すると浸透圧性下痢を起こします。

パラチノースは、蜂蜜などに少量含まれています。砂糖から特別の酵素を使ってつくることができる甘味料で、甘さは砂糖の半分程度です。

アミノ酸のフェニールアラニンとアスパラギン酸を結びつけた**アスパルテームは、砂糖の１００倍にも達する甘さを持つ甘味料です。チューインガムなどに添加され、糖尿病患者の甘味料としても使われています。**

むし歯予防を子育て教育に取り入れる

むし歯予防を子育て教育に取り入れているところがあります。もっとも大切なことは、**のべつまくなしに砂糖の入ったお菓子を食べる習慣をやめる**ことです。学童保育では、３時のおやつに砂糖の入ったお菓子を提供するところもありますが、歯磨きが充分になされているとは言えません。依頼される一般雑誌には「**子どものおやつは果物にすべき**」と書いています。

砂糖はもっとも低コストで供給できるカロリー源です。江戸時代までは貴重な薬としても使われていました。日本では1901年に、嗜好品的な砂糖に着目して特別な砂糖消費税法が導入されてきましたが、1989年の消費税導入に伴い、砂糖特別税は一般消費税に組み込まれました。**世界保健機関（WHO）は、肥満や糖尿病などのリスクを減らすため、砂糖からの摂取カロリーを5％以下にする目標を掲げ、砂糖と砂糖を多く含む飲料への特別な課税を推奨**しています。

すでに50カ国が通常消費税の数倍も高い砂糖特別税を導入しました。イギリス政府は2018年に、次世代を担う子どもたちが健やかに暮らせるようにする責務があるとして、高い砂糖特別税を導入し、肥満児童を減らす成果につなげています。それらを総括すると、我が国でも**砂糖特別税を導入して健康な賢い子育てに役立てて欲しい**と願っています。

砂糖を大量に含むファストフードを食べさせたマウスは、砂糖を含まない硬い食べ物を与えたマウスに比べて肥満になることが立証されています。

硬い食物を餌に与えたマウスグループの学習能力は、砂糖入りで加熱した柔らかい食べ物を食べたマウスに比べて学習能力が高いことが示されています（図8）。

ラットは、暗いところに隠れる習性があります。その暗い部屋に入ると床に流れる電気に感電するようにした装置の中に、ナッツ類の食物を餌にしたラットを入れると、暗い部

図8　よく噛むことで脳が活性化される

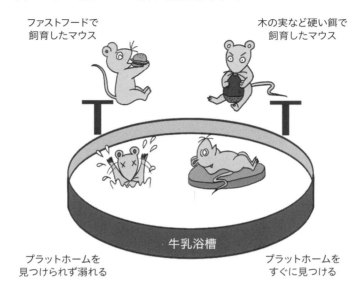

硬い木の実で飼育したマウスを牛乳の浴槽に入れるとTマークの部位にあるプラットホームを即座に発見する学習能力がみられます。一方、加熱した柔らかいファスト・フードで飼育したマウスは、Tマークの部位にプラットホームがあることを容易に見つけることができません

屋に入ると感電することを察知して入らないようになりますが、砂糖入りの柔らかい餌のラットは感電を繰り返します。

私たち哺乳類の歯は、弾力のある歯根膜に囲まれて歯槽骨に入り込んでいます。この歯根膜には、硬い物を噛み砕くクッションとしての働きがあり、そのおかげで、さまざまな食感を楽しむことができます。さらに、歯根膜にはさまざまなセンサーがあり、**よく噛むことによって脳を活性化させる刺激を与えています。高齢者においてもよく噛むことによって、嚥下機能の低下を防いでくれる**ことが明白になっています。

恐竜の歯には歯根膜がなく、直接骨に刺さった状態になっているため顎が大きくなっていました。しかし、歯根膜からの脳への活性化は無かったと考えられています。**硬い食べ物をよく噛んで食べて脳を刺激する習慣を子どものときから身につけて欲しい**です。

同級生の尚絅学院大学岩倉政城名誉教授は、『口から見た子育て』（大月書店）や、『えんちょうピッピの子育てだより』（芽ばえ社）などの本を上梓しています。限りない可能性を秘めている子どもたちに、むし歯予防からの子育ての話が盛りだくさんです。

第五章

魑魅魍魎の歯周ポケット内細菌

歯周病原菌キーストーンのジンジバリス菌

ポルフィロモナス・ジンジバリス菌（以降ジンジバリス菌）は、ヒツジの血液が入った平板培地で嫌気的な条件で培養するとポルフィリンという色素で黒い集落となることと、歯肉（ジンジバ）周辺に見つかることに由来して命名されました。このジンジバリス菌は、悪辣な病原因子を何種類も持ち、他の歯周病原菌を手下にする歯周病のキーストーン細菌の座を占めています。**ジンジバリス菌は、いろいろな臓器に入り込んで命さえ奪う残忍酷薄なサイレントキラー**です。

私は大学を卒業した直後に、高添一郎教授のもとでジンジバリス菌の研究に取り組みました。研究をスタートした時点では、嫌気性菌を培養する嫌気ボックス装置はありませんでした。極めて危険を伴う黄燐燃焼法を駆使して行いました。そして分離したジンジバリス菌の周りに無数にある線毛は、細胞付着因子およびバイオフィルムになることを１９７４年に発表することができました。その論文が発端になって、多くの研究者との交流がスタートしました。

ニューヨーク州立大学バッファロー校の歯周病研究センター長ロベルト・ジェンコ教授

からは「ジンジバリス菌の線毛を取り出して感染予防ワクチンとして使いたい」との共同研究の誘いを受けました。

私は高添教授とジェンコ教授の勧めで、アメリカ国立衛生研究所（ＮＩＨ）招聘研究員に応募しました。スウェーデン国費留学試験と前後して日本学術会議で実施された英会話能力試験と研究目標に関する質疑応答試験の難関をなんとかパスすることができました。スウェーデンでの研究生活に区切りをつけて家族４人でスウェーデンから直接バッファローに移動しました。

大量にジンジバリス菌を培養して遠心分離器で菌体を回収する際には、ジンジバリス菌の放つ悪臭が研究室中に拡散しました。研究をサポートしてくれるテクニシャンが、消臭効果もあるとした芳香剤を散布したところ、まったく逆効果で悪臭と異様な芳香剤の混ざった耐え難い激臭に悩まされたことを思い出します。

ジンジバリス菌の付着因子である線毛の抽出と精製に取り組みましたが、生化学的実験手技に欠けていたこともあって目ぼしい成果を得ることができませんでした。

その後、愛知学院大学の吉村文信教授は、ジンジバリス菌の線毛の抽出に成功しています。また、大阪大学の天野敦夫教授は、ジンジバリス菌の線毛に違いがあることを明らかにし、タチの悪い線毛を持つ菌は、他の歯周病原菌とのスクラムを強固にして、血流に乗っていろいろな臓器に入り込むことを発表しています。両教授は私の後にジェンコ教授に招聘されて素晴らしい業績を上げられたことを付記しておきます。

私たちは、細胞への付着と侵入能力の高いタチの悪い線毛を持つジンジバリス菌が夫婦間で伝播していることを発表してきました。

余談ですが、そのことを学生に講義したところ、「夫婦のキスの回数とジンジバリス菌の伝播に関連性はありますか」と質問され、「研究者の関心だけでそのようなことは聞くべきではない」と答えました。

ジンジバリス菌のたんぱく質分解酵素のジンジパインは、細胞内侵入、血液の凝固、免疫グロブリンの分解、コラーゲン組織の破壊、関節リウマチ因子の生成、アルツハイマー病のアミロイドβプラークの形成などの生理活性を持つ頑強な病原性因子です。

私たちは、**ストレスを受けると分泌されるノルアドレナリンは、ジンジパイン酵素活性を高めてジンジバリス菌の凶暴な病原性の片棒を担ぐことを発表しました。ジンジパインがばら撒かれた臓器では、免疫細胞の連携が撹乱されて防御機能を破綻させ全身疾患を誘発させます**。歯周病の予防にもストレスを溜め込まないライフスタイルが大切です。

ジンジバリス菌、スピロヘータのトレポネーマ・デンティコラ（以降デンティコラ菌）、タンネレラ・フォーサイシア菌（以降タンネレラ菌）の3菌種の揃い踏みはレッドコンプレックスと言い、歯周病を発症させ、悪化させる危険な組み合わせの菌群となります。レッドコンプレックスの3菌種は、共にたんぱく質分解酵素のトリプシン様酵素を産生します。トリプシン酵素活性は、色素を結びつけた合成トリプシン基質のバナ（BANA）を加水分解して青色にさせます。歯周ポケット内のバイオフィルムをペーパーポイントで採取してバナ基質を加えた小さなバイエルに入れて10分間温めると発色します。

その発色程度は、ペーパーポイントのレッドコンプレックス3菌種の生菌数と相関することを、国内外の歯周病学雑誌に発表することができました。レッドコンプレックス検査キットは、歯周病の迅速診断の一つになるとの確証を得て、開発に協力してくれた某歯科関係の会社と一緒に、保険点数に組み入れて下さいと、厚生労働省の担当者にお願いに行きました。

「歯周病の早期発見と早期治療は、高齢者のオーラルフレイル予防につながります」と説明したのですが、歯科医療での検査キットは診療報酬点数を上げるだけと、けんもほろろでした。

ついでながら、インドからの留学生スンダー・ダルマは、歯科インプラント治療を学ぶために来ていました。開発したバナ検査キットは、インプラント治療後、インプラント周囲炎を発症させないメインテナンスのツールになることを高い評価の雑誌で発表したことがきっかけで、ロンドンの歯科インプラント治療専門病院に招聘されました。

インプラント周囲のサンプルでバナ検査キットの値が上がった患者には、来院回数を増やしてもらい、専門的な機械的清掃を実施して、インプラント周囲炎を発症させないようにしているとのことです。

ジンジバリス菌感染予防ワクチン開発余話

感染後やワクチン接種によって感染防御の誘導は能動免疫です。他人の抗体、動物につくらせた抗体、試験管内でつくったモノクローナル抗体を受けて感染防御を誘導するのは、受身免疫といいます。

ジンジバリス菌の付着因子の線毛の発見以来、感染予防を誘導する能動免疫ワクチン開発につながるような目ぼしい成果を得ることができませんでした。1988年になって、ジンジバリス菌の付着活性のある成分をウサギに免疫して得た抗ジンジバリス菌抗体を含む血清を使った受身免疫による感染予防の研究成果を得ることができました。

ハムスターの臼歯部に細い絹糸を巻き付けてからジンジバリス菌を感染させ、一方のグループにはジンジバリス菌付着成分で免疫を繰り返したウサギの抗血清、他方のグループには非免疫ウサギ血清を一日2回、ハムスターの口に20μℓずつ注入し、受身免疫の効果を調べました。

血清の注入を三週間続けてから、巻きつけた絹糸のジンジバリス菌の生菌数を調べたところ、非免疫ウサギ血清を点滴したハムスターの8匹全部にジンジバリス菌が検出され、その生菌数は平均で120万個でした。免疫血清を点滴したハムスターは8匹中2匹にジンジバリス菌が検出されたに過ぎず、その生菌数は平均で400個でした。この成果は、歯学研究で評価の高い『ジャーナル・オブ・デンタル・リサーチ』に発表することができました（図9）。

ついでながら、本研究でもっとも大きな貢献をしてくれたのは、共同研究を長年続けてきた企業からの派遣研究員でした。休日もなく毎日2回、三週間にわたり血清をハムスターの口に点滴し続けた成果でした。いわゆる企業戦士や猛烈社員と言われる人が多かった時代です。

多くの偉大な研究者は「弛まなく奮励することは研究において不可欠である」という教訓を残しています。私も、弛まなく奮励することは研究において不可欠であることを再確認しました。さらについでながら、厳しい研究を言いつけた大学院生に、「研究者仲間には、

図9　ジンジバリス菌の付着因子をウサギに免疫して得た抗ジンジバリス菌抗体による受身免疫

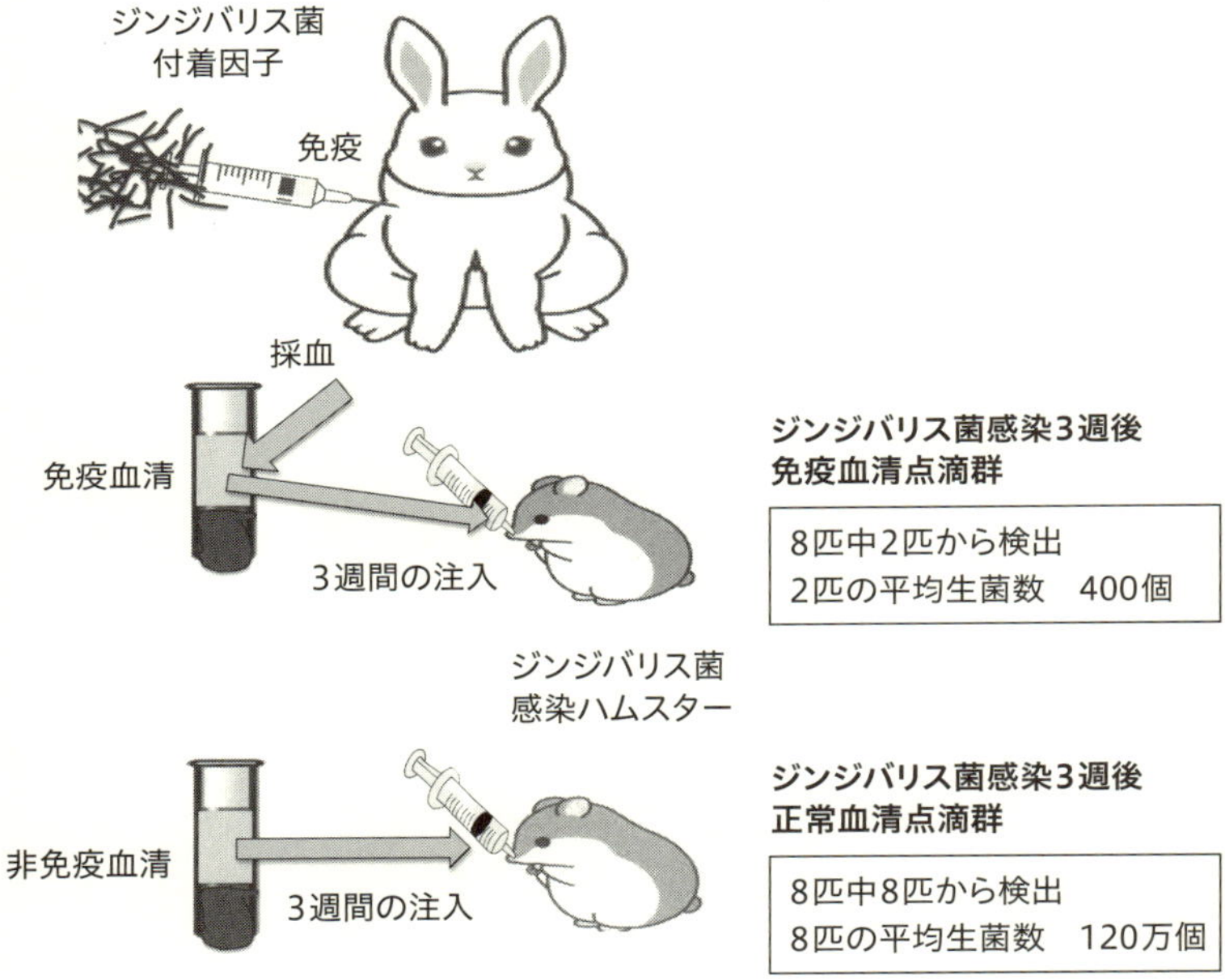

ジンジバリス菌の付着因子でウサギを免疫して得た抗血清は、受身免疫として使うことによってジンジバリス菌排除効果があるか調べました。免疫血清をジンジバリス菌感染ハムスターの口腔内に3週間一日2回、20$\mu\ell$ずつ注入し続けると、ジンジバリス菌を顕著に排除させることができました

第五章　魑魅魍魎の歯周ポケット内細菌

士農工商大学院生という言葉がある」と励ましたことも少なくありませんでした。もし、大学院生にアカハラとかパワハラで訴えられていたら、大学教授という静隠の座を失っていたでしょう。

ジンジバリス菌の細胞への付着を抑えるモノクローナル抗体の作成にも成功しました。モノクローナル抗体は、抗体産生細胞と試験管内で増殖し続ける骨髄細胞の雑種細胞（ハイブリドーマ）につくらせる特異性の高い抗体です。新型コロナウイルス感染の治療に対し、2種類のモノクローナル抗体を混ぜ合わせたカクテル療法は、かってない注目を浴びた新型コロナの治療法でした。

次いで、ジンジパイン酵素を阻害するDNAワクチンを開発することができました。細胞への付着を担うジンジパイン遺伝子を大腸菌のプラスミドに挿入させました。プラスミドは、染色体DNAとは独立して複製する小型の環状遺伝子です。ジンジパイン酵素遺伝子プラスミドを回収してマウスに接種すると、抗ジンジパイン抗体産生を誘導し、その血清はジンジパイン活性を低下させることが確認できました。

このDNAワクチンは、ジンジバリス菌感染マウスの歯周病の進行を抑え、大量菌体接種の致死率を低下させました。しかし、このジンジバリス菌に対するDNAワクチンを歯周病の予防として使うためには、乗り越えなければならない課題は千万無量であることに疑いの余地はありません。

感染予防ワクチンは、感染症でありながら病原体すら解らなかった時代、人類最大の脅威だった天然痘に対するワクチンを開発したエドワード・ジェンナーであることはよく知られています。

天然痘予防ワクチンから180年を経て、現在は世界中から天然痘は根絶されています。そして、遺伝子工学技術を駆使した次世代ワクチンとして、新型コロナウイルス感染予防のmRNAワクチンも開発されました。

現在、世界中で新興感染症だけでなく、再興感染症感染症の予防ワクチンに鎬を削った開発研究がなされています。私たちに潜伏する結核菌、緑膿菌、C型肝炎ウイルス、さらにはミュータンス菌やジンジバリス菌に対する次世代ワクチン開発研究も続けられています。それらの感染予防抗原産生遺伝子を、米や発酵食品の酵母に挿入して産生させることもできます。抗原産生遺伝子を組み込んだ食物を摂取し、腸内に集積する免疫細胞によって感染防御免疫を誘導することなど、夢は尽きません。

ドンとなって居座るフソバクテリウム菌

デンタルプラークで数がもっとも多いのはレンサ球菌群ですが、幅1μmで長さが10μmを超えるフソバクテリウムなどの線状菌もかなりの体積を占めています。フソバクテリウム・ヌクレアタム菌（以降フソバクテリウム菌）は、多彩な付着性因子でいろいろな細菌とスクラムを組んでデンタルプラーク中心に居座るドンです（図10）。

歯周ポケット内にフソバクテリウム菌が定着すると、いろいろな歯周病原菌が絡み合って口腔ディスバイオーシスを先導します。私たちは、フソバクテリウム菌がジンジバリス菌やデンティコラ菌とスクラムを組むことによって歯肉や血管上皮細胞への侵入を高めることについても発表してきました（図11）。

ステルス戦闘機のごとく暗躍するデンティコラ菌

スピロヘータは、「ラセン状の毛」という意味に由来する嫌気性の運動する細菌です。梅

図10　口腔ディスバイオーシスをもたらすフソバクテリウム菌

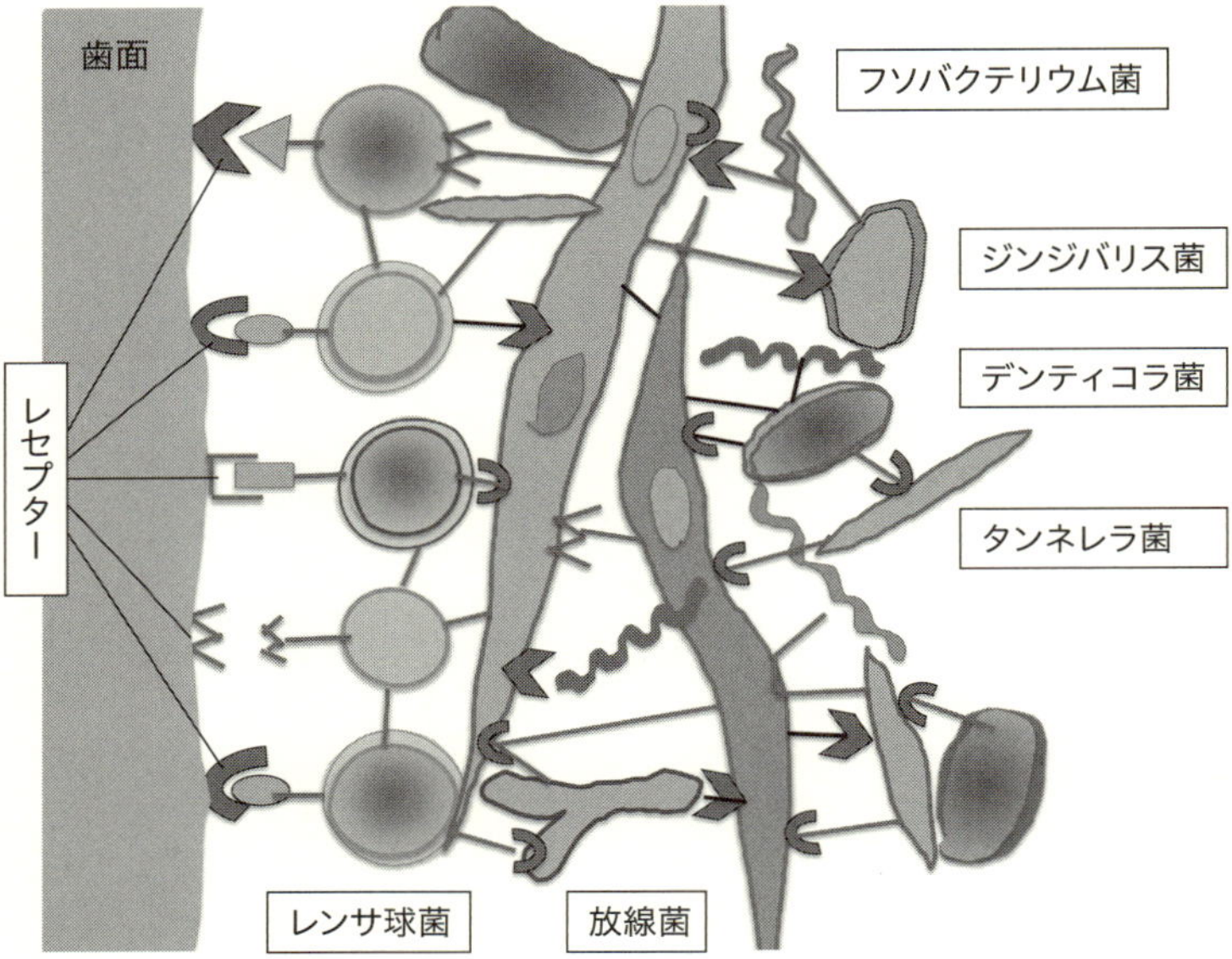

線状で大型のフソバクテリウム菌は、複数菌種がスクラムを組む中核となって歯周病原性デンタルプラークをつくります。歯面に最初に付着するのはレンサ球菌です。次いで他の歯周病原菌が付着するレセプターを持っているフソバクテリウム菌が付着して口腔ディスバイオーシスを誘発させます

図11　歯周ポケット内ディスバイオーシスと歯周病原菌の電子顕微鏡写真

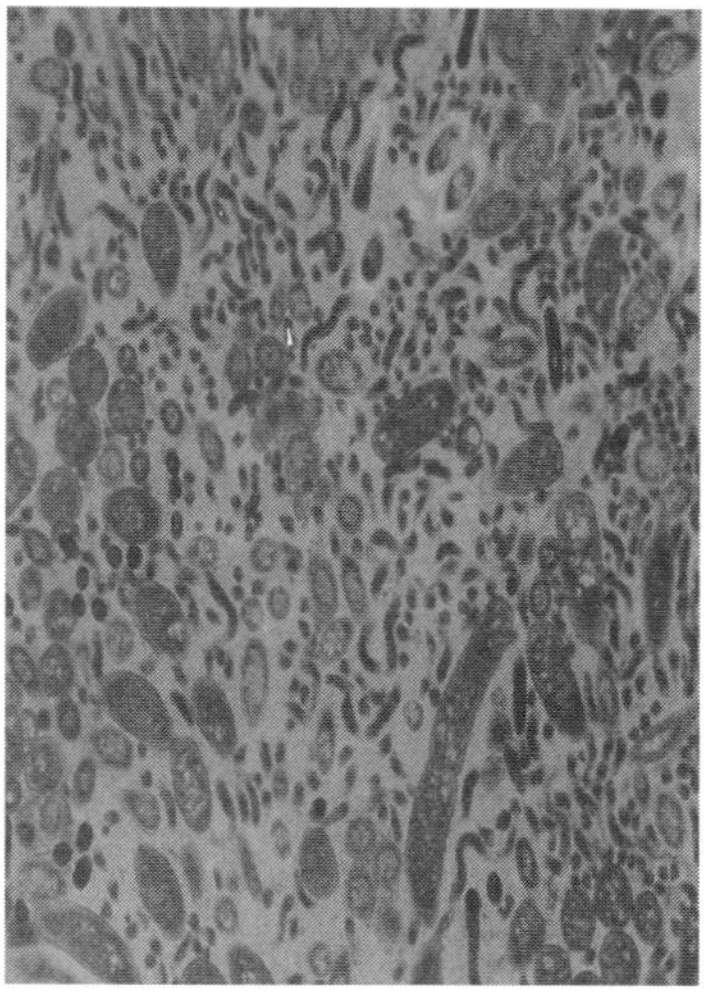

歯周ポケット内
ディスバイオーシス

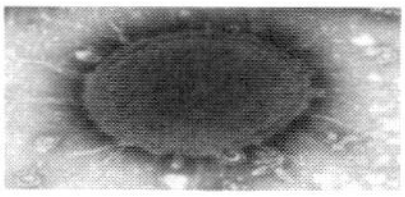

ジンジバリス菌

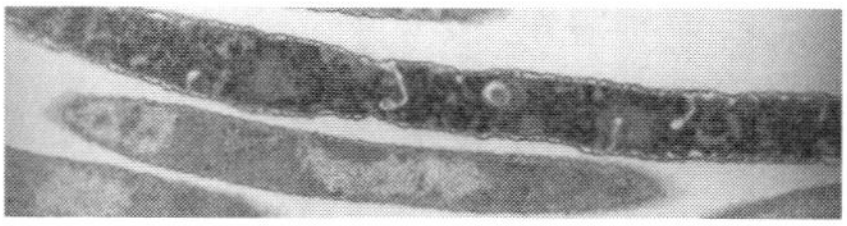

フソバクテリウム菌

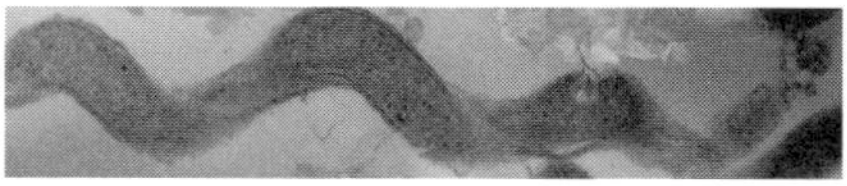

デンティコラ菌

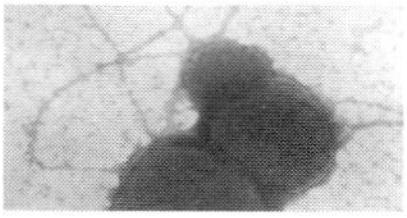

A.a菌

歯周ポケット内ディスバイオーシスの原因となっているのは、嫌気性のグラム陰性菌です。それらの細胞の外膜には、リポ多糖(LPS)からなる内毒素(エンドトキシン)が存在しています

毒病原体などの錐揉み運動をするトレポネーマ属、発熱、頭痛、全身倦怠感を繰り返す回帰熱病原体で屈曲運動をするボレリア属、黄疸性出血などの病原体で反転運動をするレプトスピラ属などに分類されます。

梅毒病原体トレポネーマ・パリダムは、規則正しいラセン状の菌体に絡みついた、軸糸と呼ばれる細い紐を伸び縮みさせる錐揉み運動で細胞内に侵入します。トレポネーマ・パリダム感染は、感染防御免疫を誘導することはありません。

抗生物質がなかった時代、梅毒は不治の病であり、誕生する子どもたちに知能低下などの悪影響を及ぼす性感染症（ＳＴＤ）でした。我が国では性交渉によって梅毒患者が過去8年で10倍に増えています。弟の横浜市立大学名誉教授奥田研爾は、「性感染症から子どもを守るために大切なこと」（現代書林）で梅毒などの性感染症病原体が持続感染して潜み、サイレントキラーにもなることを解説し、若い世代のＳＴＤ蔓延に警鐘を鳴らしています。

幅が０・５㎛、長さが10㎛ほどのトレポネーマ・デンティコラ菌は、歯周ポケットが形成され血液成分が滲み出す歯肉溝液を格好の栄養源として爆発的に増えます。歯周ポケットから採取したデンタルプラークを顕微鏡で観察すると、動き回るデンティコラ菌などトレポネーマが多いことがわかります。歯周ポケット材料の顕微鏡観察は、歯周病の診断や歯周病の治療評価に利用されています。

デンティコラ菌の産生するたんぱく質分解酵素のデンティリシンは、細胞内侵入因子であり、マクロファージなどの貪食作用に逆らい、免疫グロブリンを分解して免疫感染防御機能に抵抗し、ステルス戦闘機のように歯周ポケット内で後々まで居座ってしまいます。**デンティコラ菌が、歯肉細胞を貫通して血流に潜り込み、動脈硬化症やアルツハイマー病のトリガーとなる**ことは、第六章の「人類史上最大の病魔、歯周病原菌」で取り上げます。

外毒素ミサイルを放つ凶悪なA.a菌

アグリゲイティバクター・アクチノミセテムコミタンス菌（以降A.a菌）は、歯周組織破壊を進行させる極悪非道の細菌で、若い人にも感染して短期間で歯槽骨の破壊をもたらす凶悪な歯周病原菌です。A.a菌は、菌体周囲に長い線毛でお互いに絡み合い、バイオフィルムとなって歯面に頑固にへばりつきます。

A.a菌は、外毒素の白血球毒素をミサイルのように発射して、第一線で感染防御にあたる自然免疫の食細胞を傷害します。また、病原体侵入を察知するマクロファージなどは、この外毒素によって傷害を受けてしまうため、感染防御性の獲得免疫は簡単に成立しません。

さらに、免疫細胞を膨化させてパンクさせる外毒素も産生することによって持続感染します。そして、**血流中に入り込んで心臓弁膜に付着し、バイオフィルムを形成して心内膜炎を発症させるキラー細菌にもなります。**

第六章

人類史上最大の病魔、歯周病原菌

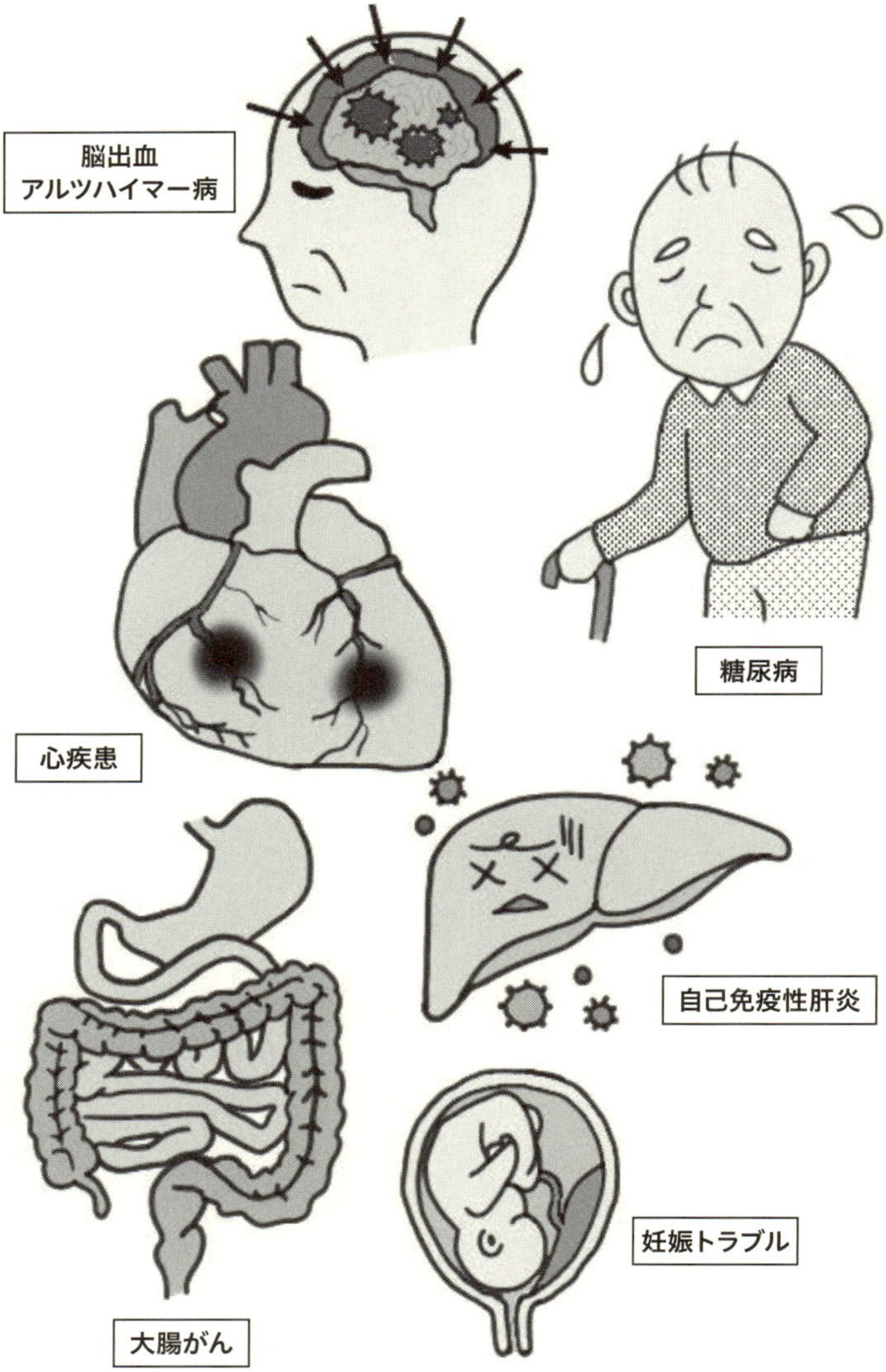
脳出血
アルツハイマー病
糖尿病
心疾患
自己免疫性肝炎
妊娠トラブル
大腸がん

図12　歯周病原菌は歯周局所の血流に入り込み、遠隔にある臓器で疾患のトリガーとなる

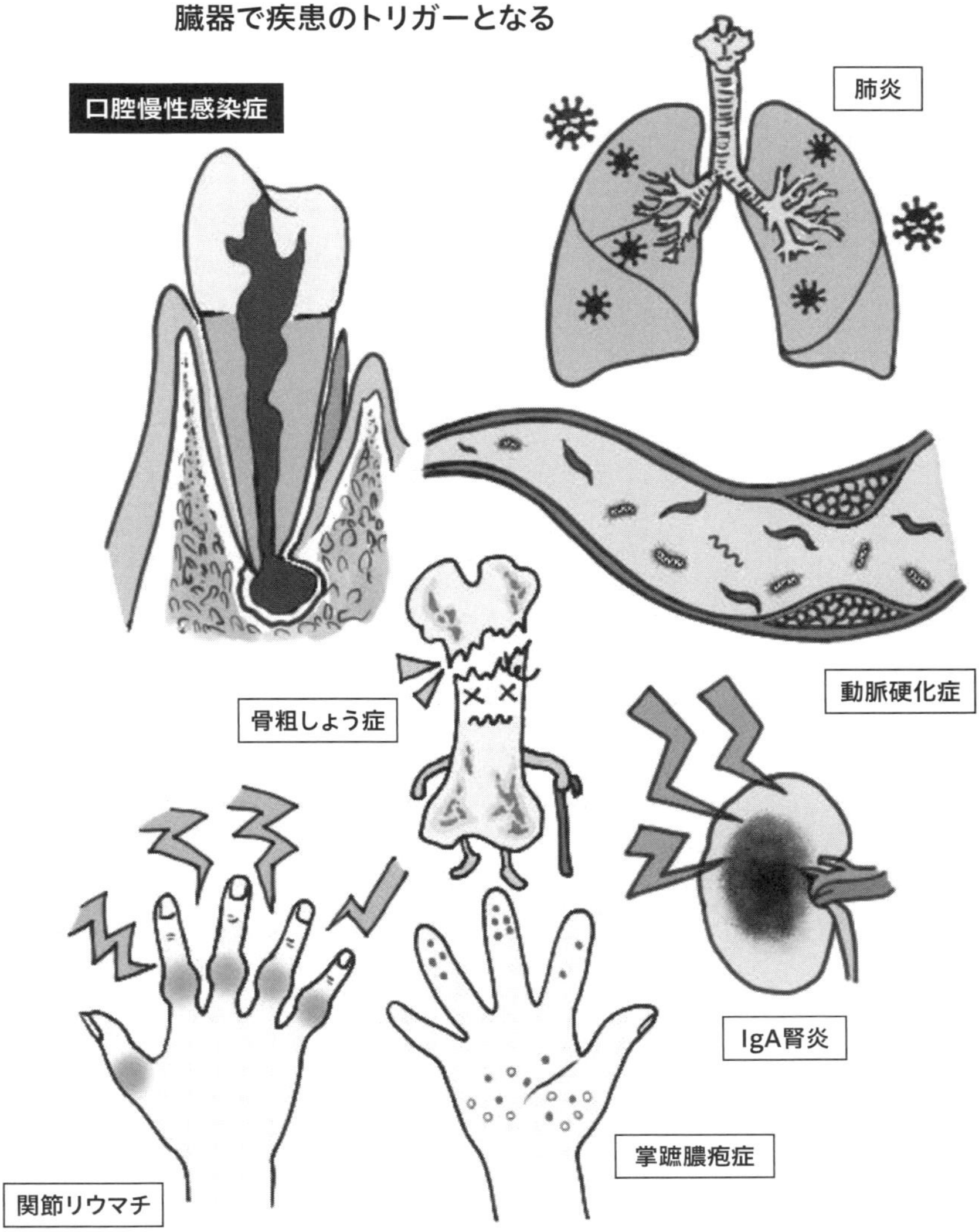

紀元前から言われた「お口の病気は命取り」

紀元前400年頃「医学の父」とも言われる医聖ヒポクラテスは、歯周病の主な原因が歯石であるとして、自ら開発したスケーラーで歯石を取り除き、歯周病を治すと健康が回復することを立証していました。細菌の存在すらわかっていない時代、ヒポクラテスは、ギリシャのコス島のプラタナスの木陰で、多くの弟子たちに歯周病の治療の必要性を説いていました。そのプラタナスは、ヒポクラテスの木とも呼ばれています。何代にもわたって挿木されてきたヒポクラテスのクローンの木は、医師の医療倫理・任務などの宣誓文「ヒポクラテスの誓い」を記した碑とともに、東京歯科大学の千葉キャンパスに植えられています。

アメリカ歯科医師会研究所長ウェストン・プライスは、ハーバード大学医学部教授ら60名の共同研究者と25年間積み重ねた膨大な患者の治療とその経過観察、さらに数千羽のウサギを使った動物実験データを解析して2冊の本にまとめ、1923年に『歯科感染症』として発表しています。

プライスらは、**口腔内の一次病巣を発症させる細菌が血流に乗って全身にばら撒かれ、い**

ろいろな臓器の疾患を誘発することを立証していました。むし歯、歯根尖病変、歯周病の原因細菌とその産生毒素が全身に広がって腎炎、関節リウマチ、心疾患、呼吸器疾患、皮膚疾患、代謝異常、アレルギーなどを引き起こすとして、数多くの症例を示しています。

また、動物実験によって口腔慢性感染症の一次病巣の原因菌は、遠隔臓器に二次疾患を誘発させることを実証しました。２０２３年には、プライス著の『歯科感染症』を要約した電子版が出ています。

シカゴ大学医学部のフランク・ビリング教授は、１９３０年に「口腔慢性感染症は全身疾患を誘発する」という論文を発表していました。さらに、シンシナティー大学医学部のマーチン・フィッシャー教授は、１９４０年に口腔感染病巣から分離した細菌について犬を使った動物実験などをまとめて『死と歯科医学』を上梓し、口腔感染症の原因菌はサイレントキラーになることを暴きました。

血流に入り込み暗殺軍団となる

口腔内細菌の血流への侵入は、歯磨き中や食事中にも起きています。歯周ポケットが深

い場合、その頻度も菌数も増加します。血流に入り込んだ細菌の多くは自然免疫機構で駆逐されるため、一過性の菌血症ですみます。ところが、感染防御力の低下した高齢者や糖尿病患者などの易感染性宿主では簡単に駆逐できないため、血液で増えて敗血症へと経過をたどることがあります。

我が国では、易感染性宿主を中心に潜伏する細菌感染症で年間約10万人が亡くなっています。細菌性肺炎、尿路感染症、口腔慢性感染症など起こしているバイオフィルムをつくるブドウ球菌、レンサ球菌、緑膿菌、歯周病原菌などが主な原因となります。病気と診断されて、入院、手術、回復までを含めた周術期の患者は、口腔細菌による敗血症ハイリスク者です。そのため、周術期の患者には、歯科医師や歯科衛生士による専門的口腔清掃に加えて徹底した口腔清掃のセルフケアが欠かせません。

レンサ球菌のストレプトコッカス・サングイニス（以後サングイニス菌）は、すべての人のデンタルプラークに潜んでいます。サングイニスは「血液」を意味し、血液から頻繁に発見されたことからサングイニス菌と命名されました。サングイニス菌は、抗菌性のある過酸化水素や抗菌性たんぱく質のバクテリオシンを産生して、口腔内に侵入する外来細菌を攻撃するため、口腔内の善玉菌とも言われます。ところが、**血流に侵入すると、マクロファージなどの食細胞に抵抗して菌血症を起こします。**また、**サングイニス菌は心臓弁膜の**

傷に付着してバイオフィルムを形成し、細菌性心内膜炎の原因となるキラー細菌となります（図13）。

19世紀の終わりにロバート・スティーヴンソンは、『ジキル博士とハイド氏』という二重人格を題材にした本を発表しました。ロンドンの人望のある紳士ジキル博士は、薬物によって殺人者ハイド氏に変身します。サングイニス菌は、口腔内ではジキル博士のように善玉菌として振る舞いながら、血液中に入り込んでハイドに変身します。

歯科矯正専門医の教え子から医療訴訟の相談を受けました。患者は上顎前突で反対咬合の女子中学生でした。教え子は、正常な歯列を誘導して正常咬合にするため、上顎の第2小臼歯を抜歯しました。患者は抜歯二週間後に膝関節痛で入院し、関節腔にサングイニス菌バイオフィルムが発見され、これが原因であることが判明して、30日間入院して治療を受けました。

完治後、家族は歯科医師の抜歯が原因であること、抗生物質を投与しなかったことが原因であると訴えました。私は、菌血症は頻繁に起きていること、健康な人の抜歯では抗生物質の投与は必要とされていない論文を教え子に送付してあげました。訴えた家族は、それらの内容を理解したうえで訴訟を取り下げました。

サングイニス菌だけでなく、ミュータンス菌やA.a菌も細菌性心内膜炎を発症させます。

図13　デンタルプラーク細菌は血流に入り込んでバイオフィルムを形成し、細菌性心内膜炎や膝関節炎を起こす

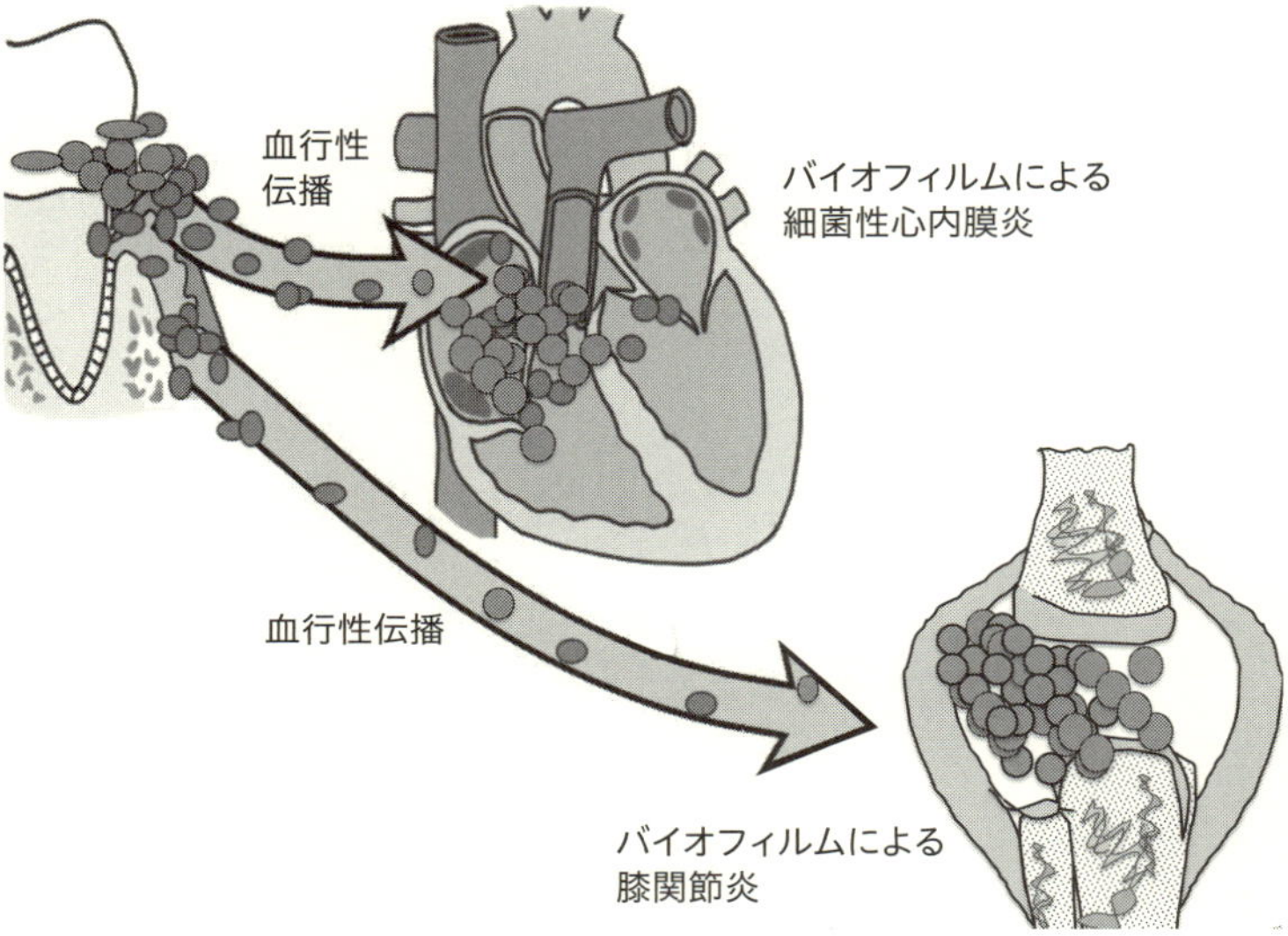

デンタルプラーク細菌は、食事中、歯磨き中などでも歯肉を貫通して血流中に侵入し、一過性の菌血症を起こしています。血流中で速やかに駆逐されずに生き残ったサングイニス菌、ミュータンス菌、A.a菌などの歯周病原菌は小さな傷のある心臓弁膜にへばりついてバイオフィルムを形成して細菌性心膜炎を発症させます。また、関節腔でバイオフィルムを形成して関節炎を発症させます。

血流に入り込んでステント、植え込みペースメーカー、人工関節などの医療デバイスにへばり付いてバイオフィルムとなって、命さえ奪います。医療デバイス装着者にとっては、口に潜むサイレントキラー軍団を蔓延らせないように、口腔清掃を中心とした口腔ケアを継続するライフスタイルが大切になります。

持続感染する細菌が動脈硬化症を誘発

血管内皮細胞は、血管を拡張させる一酸化窒素と血管収縮物質など多くの血管作動性物質をバランスよく放出して血管のしなやかさを保っています。**血管内皮細胞の拡張物質の生産が減少して、収縮物質が増加することが動脈硬化の最初のステップ**ですが、その進行には複雑な因子が絡みます。**動脈硬化症は、遺伝的要因もありますが、動物性脂肪過剰摂取、肥満、喫煙などの生活習慣が大きく関わります。**

さらに、動脈硬化症の誘発に、持続感染する細菌やウイルスが関わっていることが疫学的研究や動物実験で立証されてきました。

肺炎クラミジア菌は、小児や高齢者にクラジミア肺炎を起こします。他人からくしゃみ

や咳で感染して3〜4週間、潜んでいます。クラミジア肺炎を発症させる割合は低いものの、易感染性宿主に咽頭炎、気管支炎や副鼻腔炎を発症させる細菌です。誰も知らないうちに感染し、再感染も見られ、抗体保有率は20歳までは50％程度ですが、成人では70％を超えます。

ＰＣＲによって動脈硬化病変組織４９７標本中の52％に肺炎クラミジア菌が検出されたのに対して、正常組織はわずか２％であったという報告があります。後述するヘリコバクター・ピロリ菌（以降ピロリ菌）も、動脈硬化病変から検出されています。さらに、ヒトヘルペスウイルス（ＨＨＶ）の単純ヘルペスウイルス（ＨＳＶ）とサイトメガロウイルス（ＣＭＶ）も動脈硬化症病変で検出されます。ＨＨＶについては、第七章、無慈悲な潜伏ウイルスの項目でも説明します。

私たちは、歯周病原菌が動脈硬化病変に見つかったことを発表してきました。歯周ポケットで歯肉溝液を格好の栄養源として増殖する**デンティコラ菌は、錐揉み運動に加えてデンティリシン酵素が働いて血管内皮細胞に入り込み、炎症を惹起して動脈硬化を誘発**します。

医学部病理学教室に保管されている動脈硬化症の26の切片標本の６サンプルに、ＰＣＲ法と蛍光抗体法でデンティコラ菌を検出し、アメリカの臨床微生物雑誌に発表することができました。

次いで、心臓外科医との共同研究で冠動脈疾患のバイパス手術を受ける病変や、冠動脈狭窄部の血管内壁プラーク材料の51サンプルに、5種類の歯周病原菌が見つかったことを発表できました。デンティコラ菌、ジンジバリス菌、A.a菌、キャンピロバクター・レクタス菌（以降レクタス菌）の、冠状動脈疾患部や血管内壁プラークの検出率は20％前後で、歯周ポケットサンプルからの検出率と相関していました。また、それらの検出率は、歯周病の進行に伴って高いことを発表してきました（図14）。

歯周病原菌が動脈硬化を起こすことは、実験的にも証明されています。**ジンジバリス菌などは、血流に侵入してジンジパイン酵素で血液をドロドロにさせ、血管内壁に付着して他の菌種とバイオフィルムになってしまう**ことがあります。**それらを排除しようと集まるマクロファージ、リンパ球などの免疫細胞や脂肪細胞などが絡みあって炎症を発生させ、動脈硬化症を誘発**します。

脂肪代謝遺伝子を破壊（ノックアウト）された動脈硬化症疾患モデルマウスは、動脈硬化症の発症因子を検索するために使用されています。そのマウスに、高脂肪食を与えてジンジバリス菌を感染させると、非感染マウスに比べて動脈硬化症が進行することが示されています。

図14　疾患のある冠状動脈と歯周ポケット内の歯周病原菌の検出率

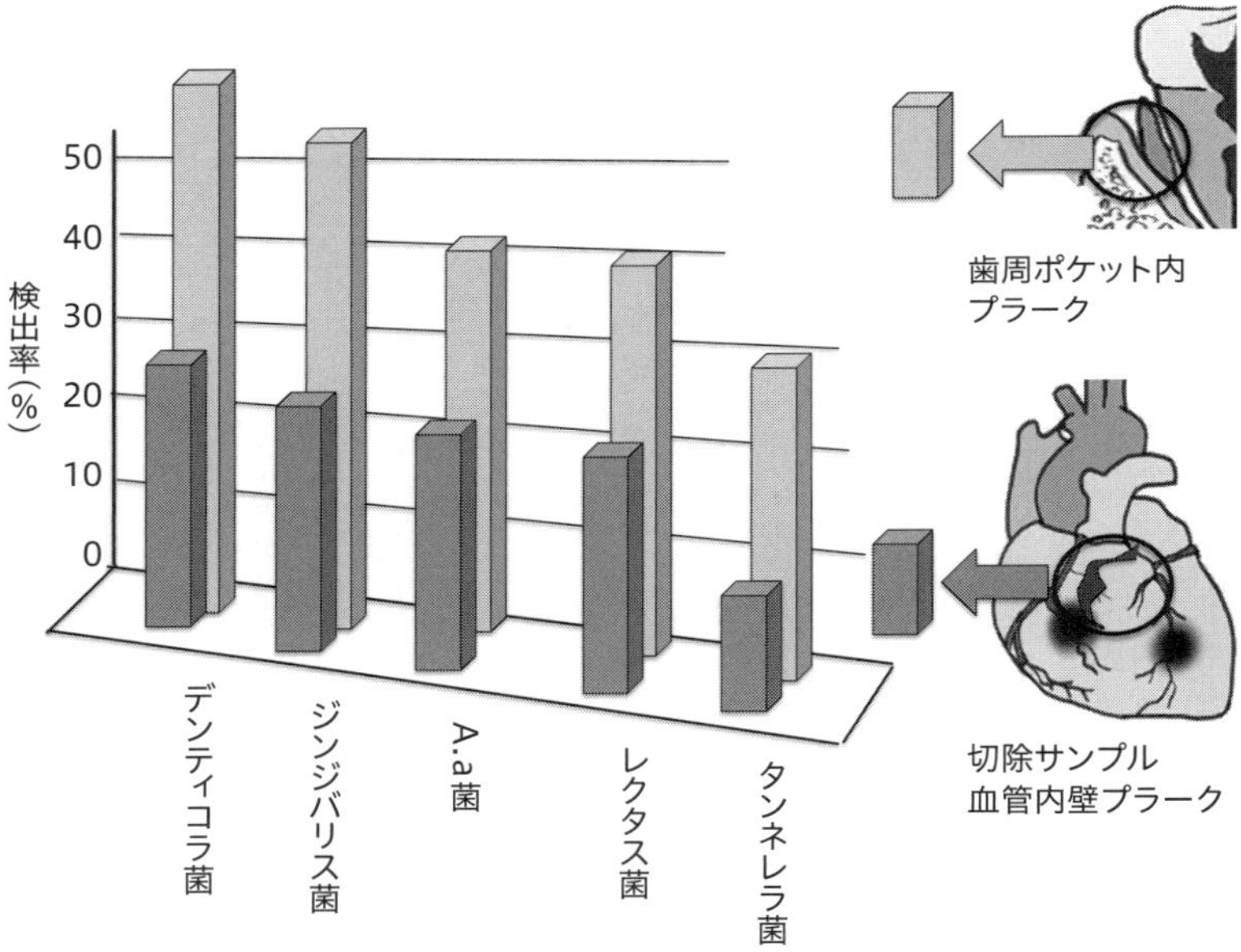

心臓外科手術を受けた51名の患者の冠状動脈疾患の切除や狭窄部の血管内壁プラークサンプルの20%前後に5種類の歯周病原菌が検出されました。それらは歯周ポケット内からの検出率に相関し、歯周病の進行程度に相関しています

図15　複数の歯周病原菌がスクラムを組んで細胞への侵入力を高める

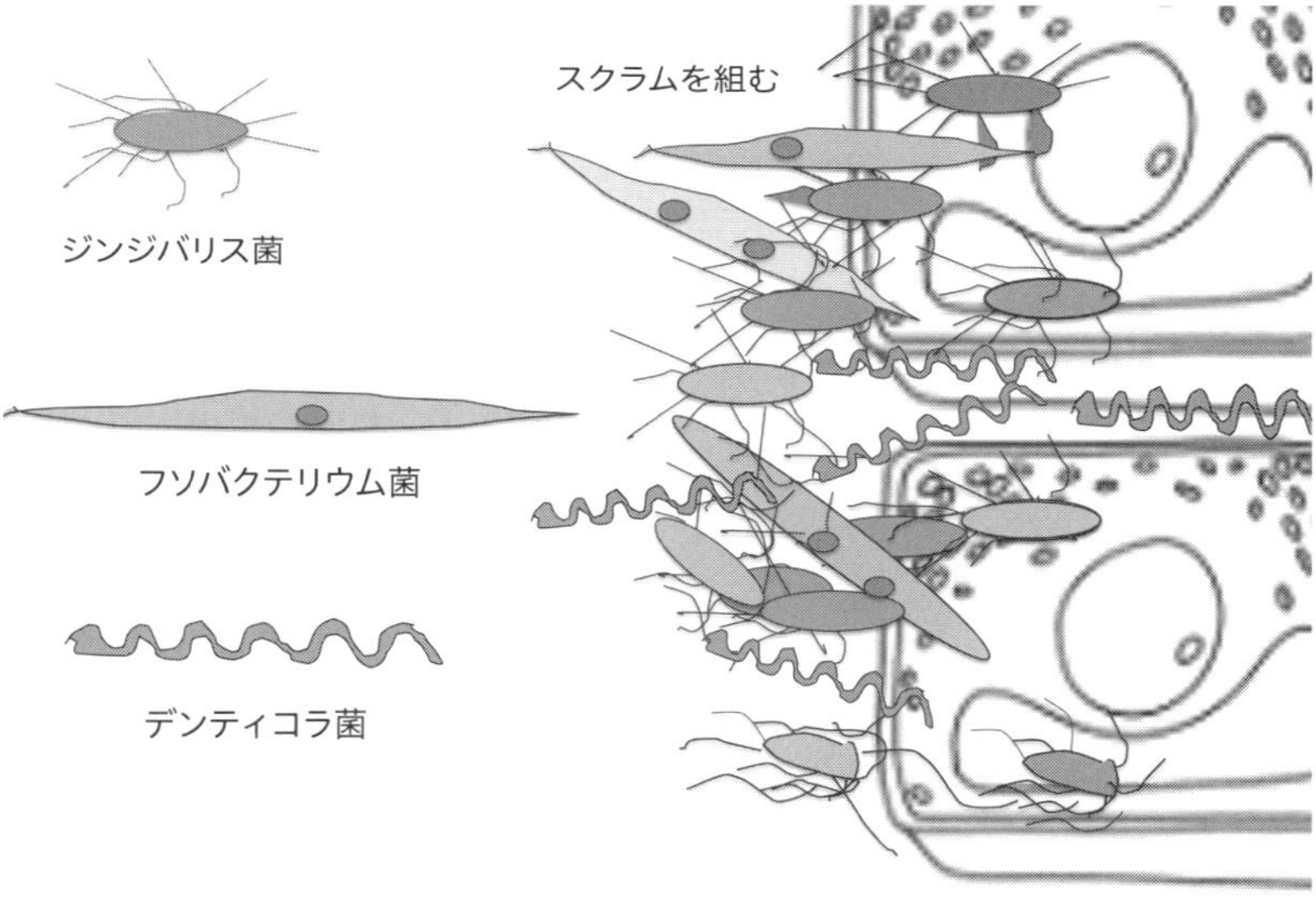

歯周病原菌は単独菌としてよりもスクラムを組むことによって、歯肉細胞や血管上皮細胞への侵入性を高めます。フソバクテリウム菌の他菌種との結合を阻害すると、3菌種とも細胞侵入性が低下します

歯周病原菌は、複数菌種がスクラムを組むことによって、歯肉細胞や血管内皮細胞への侵入性を高めることも発表しています。この実験系では、フソバクテリウム菌の他菌種との結びつきを阻害する物質を加えると、侵入性が低くなりました（図15）。

複数の歯周病原菌が、バイオフィルム集団になることによって動脈硬化症誘発性を高めていることから、動脈硬化症リスクファクターに歯周病原性バイオフィルムを加えることを私は動脈硬化症予防15巻などで発表しています。

私の40年来の友人であるカロリンスカ大学のペルオステン・セーダー教授らは、膨大な人を対象にした経年的研究から、**歯周病が動脈硬化症を誘発して脳卒中リスクを高めること**を発表しています。また、アメリカ歯周病学会などは、ランダム化比較試験など複数の論文のデータを定量的に結合させたメタ解析で、**歯周病患者は歯周病のない人に比べて2・8倍も脳卒中になったと報告**しています。それらの数多くの発表は、動脈硬化症リスクを高めないために、歯周病の予防と治療を督励する根拠となっています。

歯周病と糖尿病の負のスパイラル

日本の糖尿病患者は４００万人を超え、糖尿病予備軍は成人の五～六人に一人の割合でいると言われています。Ｉ型糖尿病は血糖値をコントロールするインスリンを分泌する膵臓のβ細胞が傷害されることによって起こり、インスリンの注射を続けることが必要になります。日本の糖尿病患者のほとんどは、遺伝的要因に加え、過食や運動不足などのライフスタイルが原因となるⅡ型糖尿病です。糖尿病は、網膜症、腎疾患、神経障害、脳卒中、虚血性心疾患などを合併症として発症させるサイレントキラー疾患です。日本糖尿病学会は、糖尿病の重大な合併症に歯周病をあげています。

疫学的研究では、歯周病は糖尿病を誘発する因子の一であることが発表されてきました。数多い研究結果を統合して分析したメタ解析は、歯周病の治療によって血糖値を下げ糖尿病を改善できることを明白にしました。

歯周ポケット内細菌は、外膜にリポ多糖（ＬＰＳ）からなる内毒素（エンドトキシン）が存在することは、71ページの**図11**でも解説してきました。歯周病原菌が死滅しても、有する内毒素の多彩な生理活性は低下することはありません。歯周病原菌によってダメージを受けている歯周組織からは、菌体や内毒素が直接血流に入り込みやすくなっています。歯肉細胞や歯周組織に集まるマクロファージには、内毒素をキャッチするレセプターが存在しています。歯周病原菌や内毒素を取り込んだマクロファージは、血流に入り込み、脂肪細胞に絡みついて糖尿病を誘発する炎症性サイトカイン産生を誘導します。

脂肪細胞は、単なるエネルギー貯蔵庫ではありません。驚くほどさまざまな役割を果たしてくれています。脂肪細胞が分泌するアディポネクチンは、動脈硬化をもたらす炎症性サイトカインの産生を抑えてくれます。また、アディポネクチンは、インスリンの分泌とその働きを調節する役割を果たしています。

脂肪細胞は細菌や内毒素と結びついたマクロファージに曝されると、炎症性サイトカインを放出します。産生される炎症性サイトカインの腫瘍壊死因子（TNF-α）は、アディポネクチンの分泌を抑えてしまいます。そのため、膵臓β細胞のインスリン分泌機能を破綻させて糖尿病を誘発します。

暴飲暴食や運動不足の生活習慣が密接に関わる糖尿病は、循環疾患の引き金になるだけでなく感染防御機能を崩壊させ、喫煙などの生活習慣がかかわる歯周病を増悪させます（図16）。

生活習慣が密接にかかわる糖尿病と歯周病を発症させないライフスタイルを築くことが

図16　糖尿病と歯周病の負のスパイラル

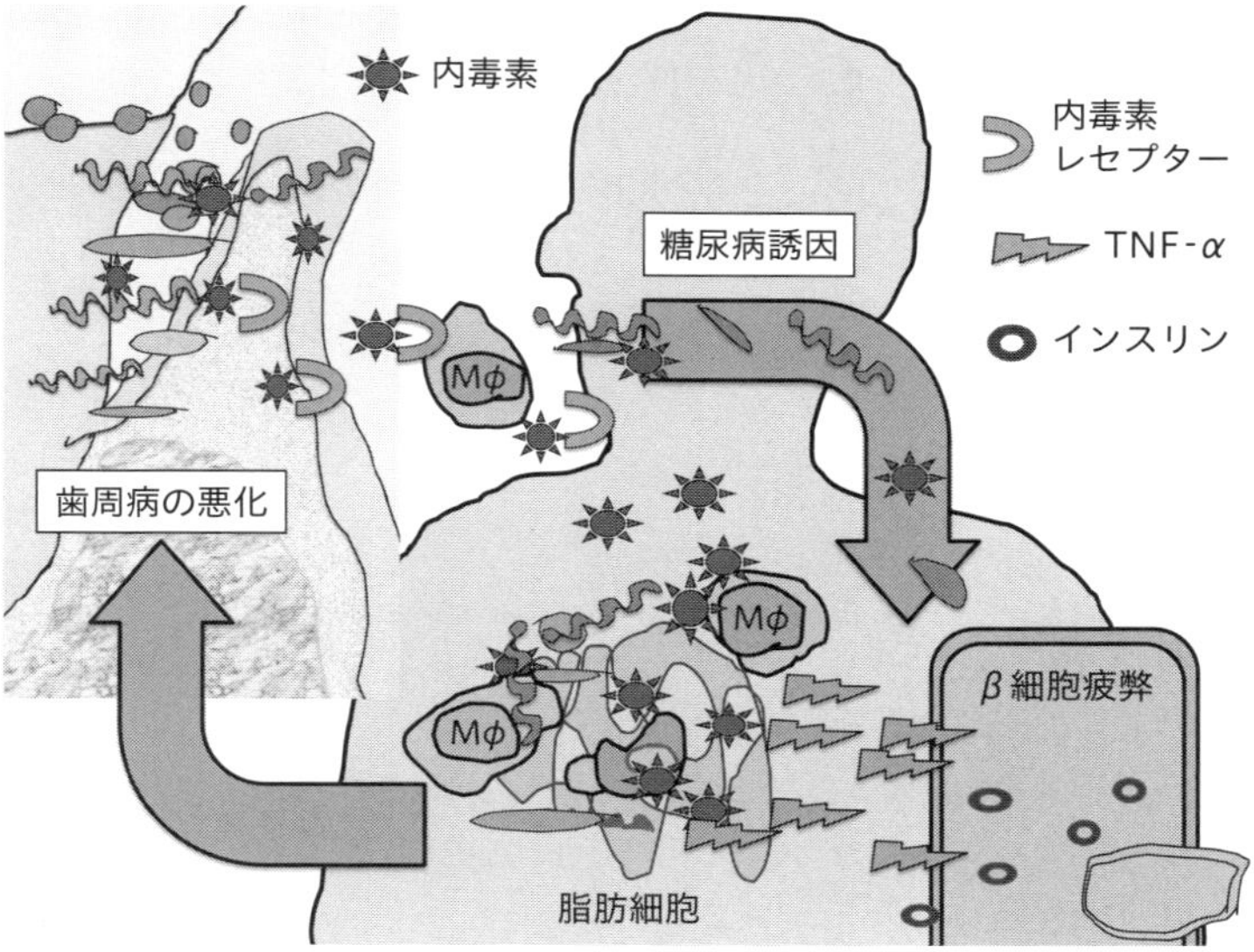

歯周病原菌と内毒素は直接血流に入り込みます。また、内毒素は歯周ポケットに浸潤するマクロファージの内毒素レセプターに結びついて血流に入り込み、脂肪細胞に絡みつき、脂肪細胞から炎症性サイトカインのTNF-αを放出させます。TNF-αは、膵臓のβ細胞機能を疲弊させるため、血糖値を上昇させて糖尿病を誘発します。一方、糖尿病は感染防御機能を低下させて歯周病の進行に加担します

図17　運動は、歯周病原菌の内毒素接種による糖尿病誘発性炎症性サイトカインTNF-α産生を抑える

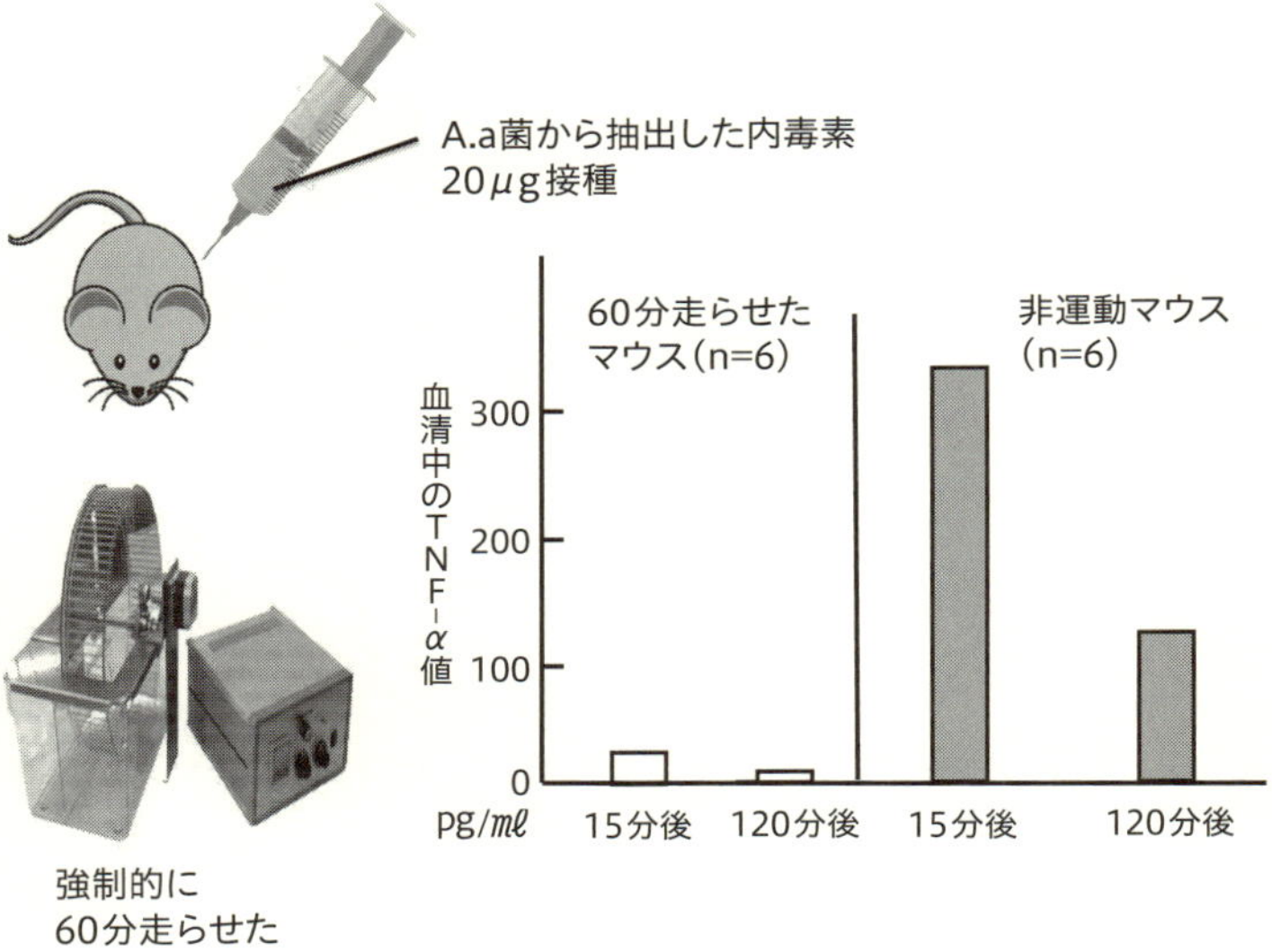

A.a菌から抽出した内毒素をマウスに接種後、糖尿病を誘発させる血清中の炎症性サイトカインのTNF-αを調べました。内毒素接種後、60分間運動させた後のマウス血液中TNF-αは、運動させなかったマウスの十分の一以下でした

優先され、また、糖尿病と歯周病の負のスパイラルを断ち切る医療連携が不可欠です。

私たちは、*A.a*菌から抽出した内毒素20㎍を二つのグループに分けたマウスに注射して、血清中ＴＮＦ-αはどのように変化するかを調べました。片方のグループのマウスは、内毒素注射後、マウス回転式運動装置を使って60分間走らせました。運動させた15分後と120分後の血中ＴＮＦ-αの値は、運動させなかったマウスの値の十分の一以下でした。運動は血中の炎症性サイトカインＴＮＦ-αを減少させることがわかりました（図17）。**糖尿病と歯周病の負のスパイラルを断ち切る手段として、正しい食生活と適度な運動習慣を欠かさないライフスタイル**が大切です。

大腸がんを発症させるフソバクテリウム菌の蛮行

２０２２年、がんで死亡した日本人は約40万人で、その約25％を大腸がんが占めました。**がん発症には、遺伝的要因に加えて生活習慣としての喫煙、飲酒などがある一方、持続感染するウイルスや細菌が誘発します。肝炎ウイルス、ヒトパピローマウイルス、成人性Ｔ細胞白血病ウイルスなどの持続感染が契機となるがんは少なくありません。**

フソバクテリウム菌が大腸がん、食道がん、膵臓がんを誘発するという情報は、枚挙にいとまがありません。また、**フソバクテリウム菌が、大腸がんから肝がん、肺がん転移に関係している**という論文は、怒涛のように入り込んできています。

フソバクテリウム菌は、小児期に口腔内にいったん付着して定着すると、同じクローンのまま持続感染してしまいます。大腸がんで検出されるフソバクテリウム菌は、その患者の歯周ポケットから分離される菌と同じクローンです。**フソバクテリウム菌はジンジバリス菌などとバイオフィルムを形成して、胃液や胆汁酸に抵抗して生きたまま腸管に入り込んで粘膜にへばりつき、その場で増殖して、活性酸素や炎症性サイトカインを産生して粘膜細胞をがん化**させます（図18）。

フソバクテリウム菌が検出される大腸がんは、進行が早いだけでなく、血行性に転移して肺がんや肝がんを誘発します。フソバクテリウム菌は、大腸がんだけでなく、食道がんや膵臓がんを誘発することは、多くの国内の研究機関から発表されています。

私たちの身体には、がん抑制遺伝子が働いて細胞のがん化を食い止めて、がん化した細胞を死滅させる仕組みが備わっています。マウスのがん抑制遺伝子を破壊（ノックアウト）した「がんモデルマウス」に、フソバクテリウム菌を接種すると、非接種マウスに比べてがん発症が有意に高まることが発表されています。

図18　歯周病原菌フソバクテリウムの発がん性

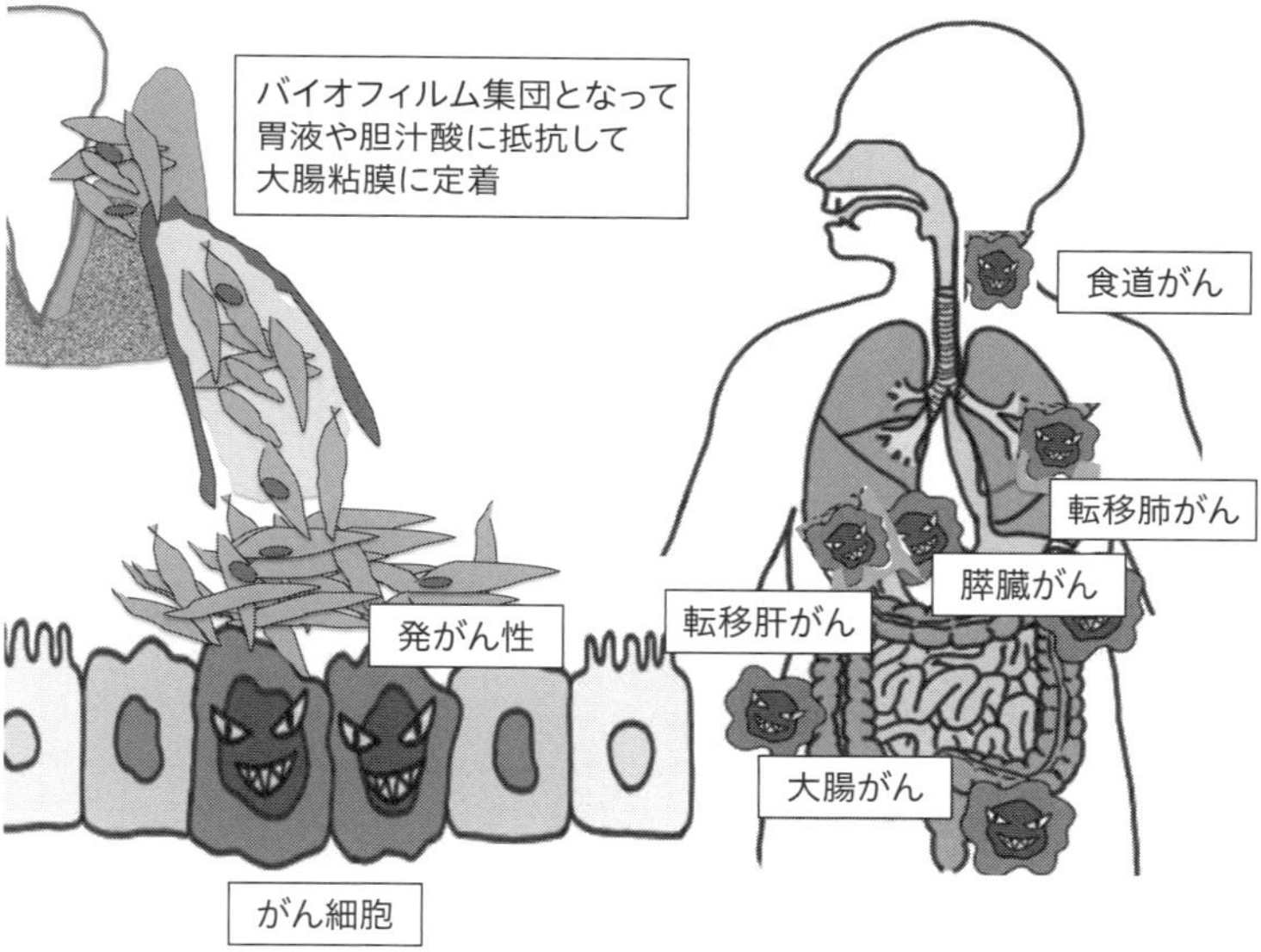

フソバクテリウム菌はバイオフィルムを形成して、胃液や胆汁酸に抵抗して生きたまま大腸粘膜に付着してがんを誘発します。また、フソバクテリウム菌感染の大腸がんは、進行が早く血行を介して転移肺がんや転移肝がんを誘発します

また、この大腸がんモデルマウスに、**フソバクテリウム菌に有効な抗生物資を投与すると、がん増殖速度が低下**することも証明され、**フソバクテリウム菌が見つかった大腸がんの治療には、フソバクテリウム菌を標的とする抗生物質投与が必要に**なっています。

さらに、**フソバクテリウム菌に感染しているがん患者の余命を短くさせることなどから、フゾバクテリウム菌感染はがんの予後を知るバイオマーカー**になってきています。大腸がんの疫学的アプローチとして、**歯周病の治療はもちろん、便のフソバクテリウム菌を減少させることによって、大腸がんの発症を抑える可能性が**あることが示されています。**がん発症リスクを下げる手段に、歯周病の予防と治療が**あることを明言しておきます。

アルツハイマー病を起こす無慈悲な歯周病原菌

我が国の65歳以上の認知症患者は、２０２５年に約７００万人に達するとされ、その約70％がアルツハイマー病認知症と推定されています。脳内にできるゴミとも言われるアミロイドβ（Aβ）たんぱく質は、健康な人では速やかに分解されていきます。アルツハイマー病患者では、糸くずのようなタウたんぱく質が脳の神経細胞に絡みつきアミロイドβプラークが蓄積します。アミロイドβの出す毒素は、神経細胞を死滅させて情報伝達を阻害し、脳を徐々に萎縮させてアルツハイマー病を発症させます。

野口英世博士は、１９１３年に梅毒末期の進行性麻痺患者の脳サンプル標本に、梅毒病原体トレポネーマ・パリダムを検出して、痴呆の原因であることを発表しました。それから一世紀後、**アルツハイマー病患者の脳に歯周病原菌やヒト単純ヘルペスウイルスが検出され、持続感染している病原体が発症の引き金になることが歴然としてきました。**

複数の研究機関から、**アルツハイマー病で亡くなった患者の脳に歯周ポケット内固有のトレポネーマ菌種やジンジバリス菌が検出されることが報告**されています。アルツハイマー病のあった脳サンプルの36％から94％もの高い割合で、複数の口腔内トレポネーマ菌種が見つかったのに対して、アルツハイマー病のなかった脳内サンプルにはほとんど検出できなかったという研究発表もあります（図19）。

また、**アルツハイマー病患者の血清中のジンジバリス菌に対する血清中の抗体価は、健常者に比べ有意に高くなっています。**さらに複数の臨床研究では、**歯周病の治療がアルツハイマーの発症率を下げて進行を遅らせる効果があること**が報告されています。

マウス脳内にジンジバリス菌を接種すると、アミロイドβが蓄積することが実証されました。**歯周病の予防と治療が、アルツハイマー病の発症リスクを下げる効果があるとした**

図19　歯周病原菌のアルツハイマー病発症のメカニズム

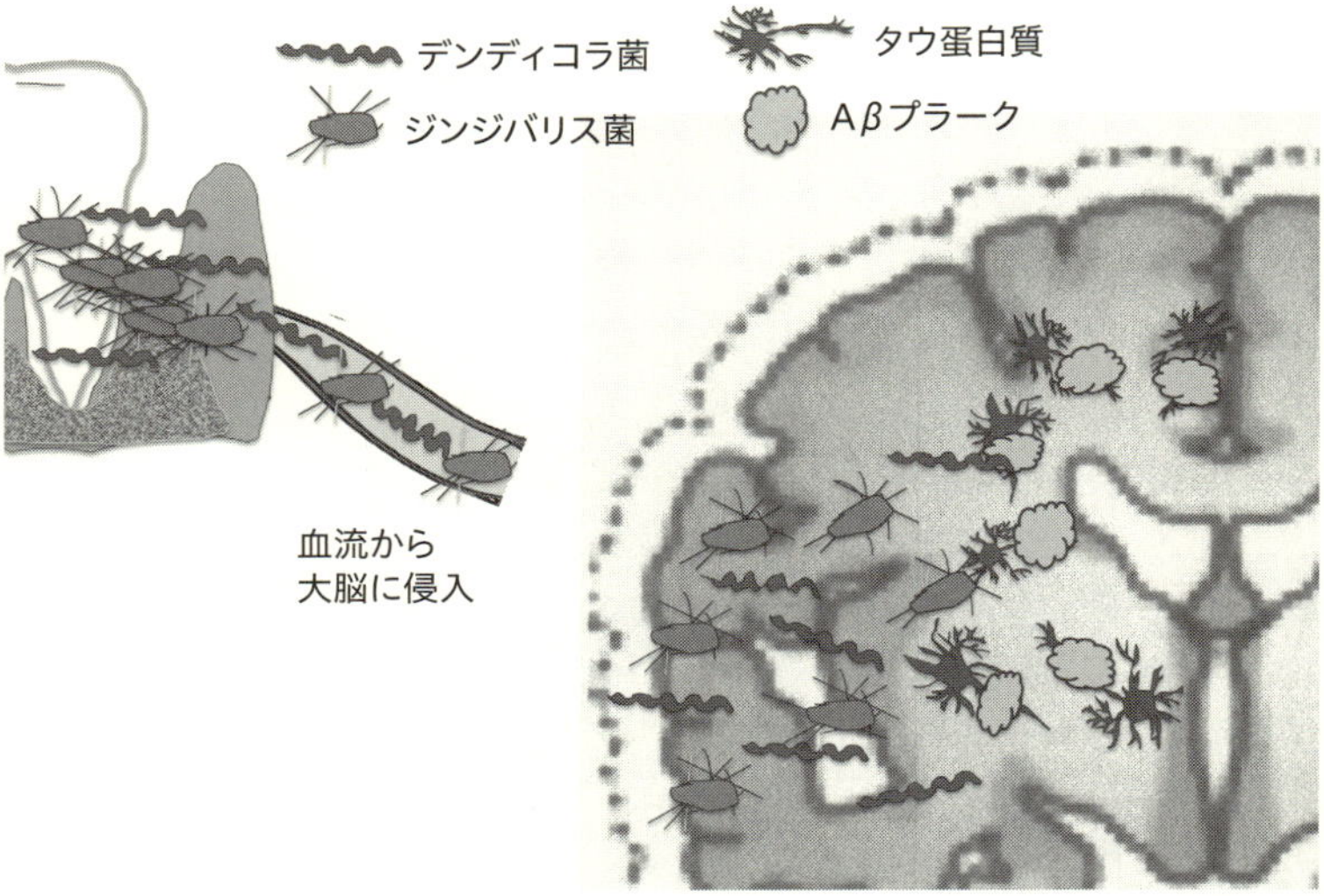

ジンジバリス菌やデンディコラ菌は、血流から大脳に侵入してタウたんぱく質に絡んでアミロイドβプラーク（Aβプラーク）をつくって脳を萎縮させ、アルツハイマー病の発症に関わります

疫学研究も少なくありません。高齢者のウェルビーイングを支えるために、取り組むべき課題の一つに歯周病の予防と治療があることを再認識させてくれます。

顕在化した関節リウマチの主因ジンジバリス菌

我が国の関節リウマチ患者は、約80万人と推定されています。関節リウマチには、遺伝的要因や生活習慣が関与するものの、**口腔内慢性感染症が関節リウマチ発症リスクになることが明白**になってきました。マウスを使った実験で、ジンジバリス菌は関節への直接的傷害および免疫応答を介して関節リウマチを発症させることが実証されています。

遊離アミノ酸のシトルリンは、スイカなどの食べ物に存在しています。**シトルリンは、末梢血管の血行を促進する一酸化窒素をつくり出すスーパーアミノ酸で、動脈硬化を予防する効果などがあり、サプリメントにも使われています。**ジンジバリス菌のジンジパイン酵素は、シトルリンを変化させて環状シトルリン化たんぱく質（ＣＣＰ）をつくります。

異物となるＣＣＰは、非自己と認識されて抗ＣＣＰ抗体が産生されます。抗ＣＣＰ抗体はＣＣＰと免疫複合物となって関節腔に蓄積します。また、産生される抗ジンジバリス菌抗体とジンジバリス菌の免疫複合物も関節腔で蓄積します。それらの免疫複合物を排除しようとして、食細胞や免疫細胞が集積して炎症性サイトカインが放出され、多彩な生物活性を持つ補体成分が活性化されて炎症が進行します。結果として、**リウマチ因子（ＲＦ）を高めるため炎症が激化し、破骨細胞が活性化されて関節リウマチが誘発されます**（図20）。

プライス著の『口腔感染症』発表以来、**歯周病原菌などが関節リウマチのトリガー**という論文は膨大な数に達しています。それらの論文の研究結果を総合したメタ解析は、**歯周病のある患者は歯周病のない患者に比べて関節リウマチ発症リスクが２・７倍も高いこと、歯周病の治療によって短期間に、関節リウマチ診断である血清中抗ＣＣＰ抗体およびリウマトイド因子（ＲＦ）を低下させて関節リウマチの症状改善がみられる**ことを明示しています。

IgA腎症のハイリスクは口腔慢性感染症

日本人の指定難病であるIgA腎症の患者は、約3万3０００人と推定されています。IgA腎症の発症機序は不明な点があるものの、腎臓に沈着する免疫グロブリンIgAの沈着が原

図20　ジンジバリス菌が誘発する関節リウマチの発症メカニズム

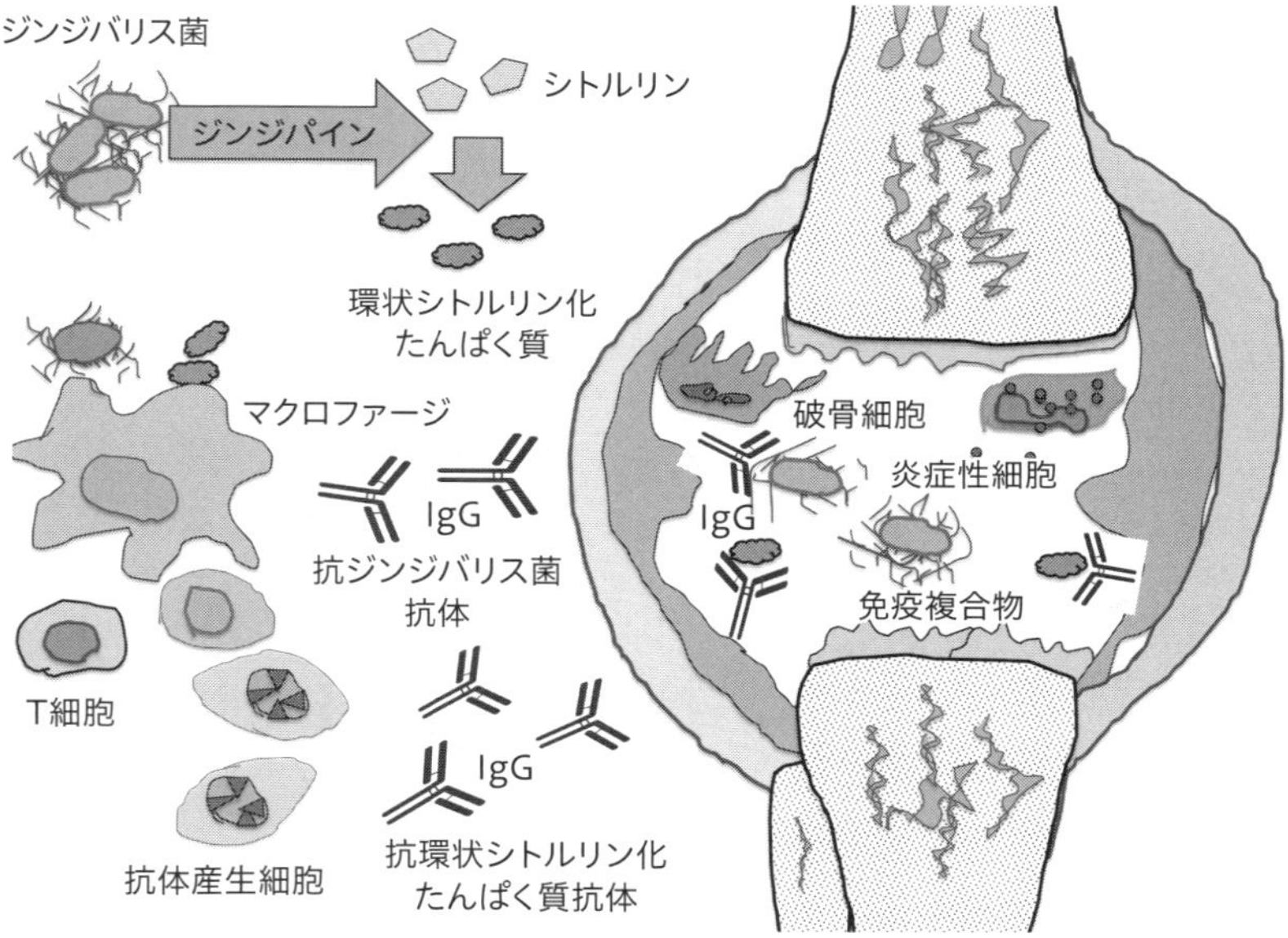

ジンジバリス菌のジンジパイン酵素は、シトルリンを変化させて環状シトルリン化たんぱく質（CCP）をつくります。異物となるCCPは抗CCP IgG抗体を産生します。CCPと抗CCPIgG抗体の免疫複合物は関節腔に蓄積します。その免疫複合物を排除するために、集積する細胞や補体成分が炎症を誘発して関節リウマチを発症させます

因となる疾患です。**小学校高学年以降に多発する慢性腎炎のなかでもっとも多いIgA腎炎は、血尿や蛋白尿が続き、命に関わる腎不全に陥ってしまうことがあります。**

扁桃腺炎と歯周病の原因菌は、血清中の抗IgA抗体を上昇させます。抗IgA抗体は、腎臓に100万個近くある糸球体と、それを包み込むボウマン嚢という濾過装置の基底膜にへばりつきます。そこに持続感染細菌の抗原が結びつき、抗原抗体複合物が蓄積します。

その免疫複合物を排除しようとして、マクロファージ、顆粒白血球、細胞傷害性T細胞（キラーT細胞）が集積します。放出される炎症性サイトカインに加えて多彩な生物活性を持つ補体が活性化して、ボウマン嚢基底膜を傷害します。そのため、ボウマン嚢の濾過装置としての機能が破綻して、**尿にたんぱく質や血が混入**するようになります（図21）。

IgA腎症患者の多くは、ジンジバリス菌感染率が高く、血清中の抗IgA抗体が上昇することが疫学調査で示され、**IgA腎症患者の扁桃腺にもジンジバリス菌の感染率が高い**ことがわかってきました。**歯周病と扁桃腺炎のジンジバリス菌と抗IgA抗体の免疫複合物は、IgA腎炎のトリガーとなることに疑問の余地はありません。**そして、客観的に治療効果を評価することを目的としたランダム化比較試験は、**歯周病の治療がIgA腎症の症状を改善**させることを明らかにしています。

診療科の垣根を越えた共同診療である「木を見て森も見る医療」をスローガンに掲げて

図21　ジンジバリス菌は腎臓ボウマン嚢基底膜細胞を傷害してIgA腎症を発症させる

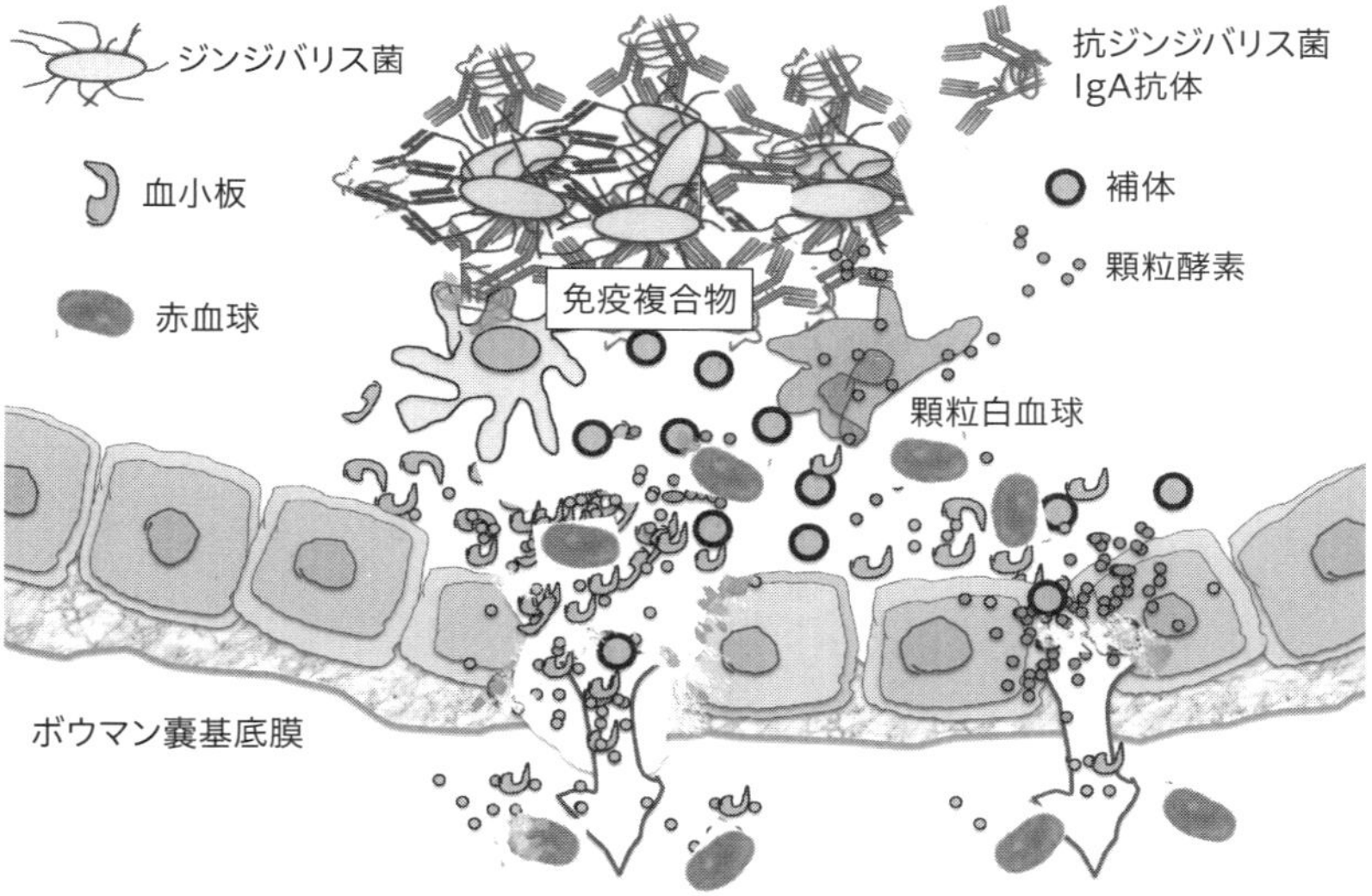

ジンジバリス菌と抗ジンジバリス菌IgA抗体の免疫複合物が、ボウマン嚢に蓄積することが引き金になって入り込む細胞の放出する炎症性サイトカインや補体の活性化によってボウマン嚢基底膜細胞が傷害されてIgA腎症を発症させます

いる日本病巣疾患研究会は、IgA腎症をその研究対象の一つとしています。２０２３年に日本病巣疾患研究会で特別講演をさせてもらい、**IgA腎症の寛解と根治をもたらすには、歯科医療の役割が欠かせない**ことを強調させてもらいました。

掌蹠膿疱症のトリガーは歯周病原菌

掌蹠膿疱症《しょうせきのうほうしょう》は、手のひら（手掌）や足の裏（足蹠）に膿疱ができる疾患です。日本には15万人を超える掌蹠膿疱症患者がいます。掌蹠膿疱症は、最初に小さな水疱ができ、死滅した白血球が集まった化膿状態になりますが、細菌感染はみられません。次第に黄色に変化して瘡蓋《かさぶた》になり、角層がはがれ落ちます。しかし、多くは治るわけではなく再発して慢性化をたどります。

慢性的に経過するなかで、突然、鎖骨や胸の関節などに強い痛みを伴う掌蹠膿疱症性関節炎を起こすことがあります。疾患の治療効果を評価するランダム化比較試験は、**掌蹠膿疱症の50％を超える割合で持続感染している歯周病原菌が関わっている**ことを明らかにしています。

掌蹠膿疱症性治療指針には、掌蹠膿疱症患者に禁煙を勧告すべきであると記載されています。**喫煙は歯周病のハイリスク因子**であることから、**歯周病原菌がトリガーとなって掌蹠膿疱症を発症させる**ことに背反しません。

私たちの細胞だけでなく細菌は、熱などのストレスでなんらかの傷を受けます。その傷を修復するために、熱ショックたんぱく質（ＨＳＰ）を産生して生き延びようとします。

感染後やワクチン接種で成立する獲得免疫で重要な働きをするヘルパーＴ細胞や細胞傷害性Ｔ細胞（キラーＴ細胞）は、細胞表面にα鎖とβ鎖のたんぱく質なる受容体を持つ$\alpha\beta$Ｔ細胞です。一方、γ鎖とδ鎖のたんぱく質からなる受容体を持っている$\gamma\delta$Ｔ細胞は、自然免疫として迅速に反応する免疫細胞で、手のひらや足の裏などを中心に皮膚に集まっています。$\gamma\delta$Ｔ細胞は、ＨＳＰと反応して細胞を傷害して掌蹠膿疱症の引き金になることが鮮明にされてきました。また、$\gamma\delta$Ｔ細胞は金属イオンとさまざまなたんぱく質と結びついた成分に反応して細胞傷害性を発揮します。

ＨＳＰにはいくつかのファミリーがあり、そのうちのいくつかは交差反応性があります。交差反応は、特異性のある抗体が類似したたんぱく質抗原にも反応する現象です。複数の歯周病原菌種の産生するＨＳＰのGroELは、私たちの細胞が産生するＨＳＰ60と交差反応性があります。ジンジバリス菌やA.a菌のつくるGroELとＨＳＰ60は、それぞれの抗IgG

抗体の産生を誘導します。交差反応性も相まって免疫複合物が形成されて掌や蹠に集る細胞傷害性T細胞が放出するサイトカインは、掌蹠膿疱症を発症させます。

私たちは、掌蹠膿疱症患者の血清中にジンジバリス菌やA.a菌が産生するHSPに対する血清IgG抗体価は、掌蹠膿疱症のない対照者のそれに比べて有意に高いこと、**進行した歯周炎の抜歯や歯周治療によって抗IgG抗体価が下がり、掌蹠膿疱症が改善される**症例のあることを発表してきました（図22）。

金属アレルギーは、時計やネックレスなどに加えて歯科用金属も皮膚にさまざまな症状を表します。歯科治療で使われる金属は、口腔が常に湿潤であることに加え、食べ物などによって温度変化も受けてイオン化しやすいため、遊離する金属イオンはいろいろなたんぱく質と結びついてアレルギーを誘発する抗原（アレルゲン）になります。

このアレルギー抗原は、粘膜や小腸粘膜などから吸収され、アレルギー性細胞性免疫などを誘導してアレルギー性皮膚炎を引き起こします。歯科治療前にどのような金属にアレルギーがあるか調べるパッチテストがあります。いろいろな金属に対してアレルギーのある患者には、ノンメタルでの治療もなされるようになりました。

歯科用金属が掌蹠膿疱症に関わることも言及されています。酷い掌蹠膿疱症がある患者の金属床の義歯をレジン床の義歯に変えたところ、3カ月後に完全に治癒した症例を経験

図22　掌蹠膿疱症の改善に役立つ口腔慢性感染症の治療

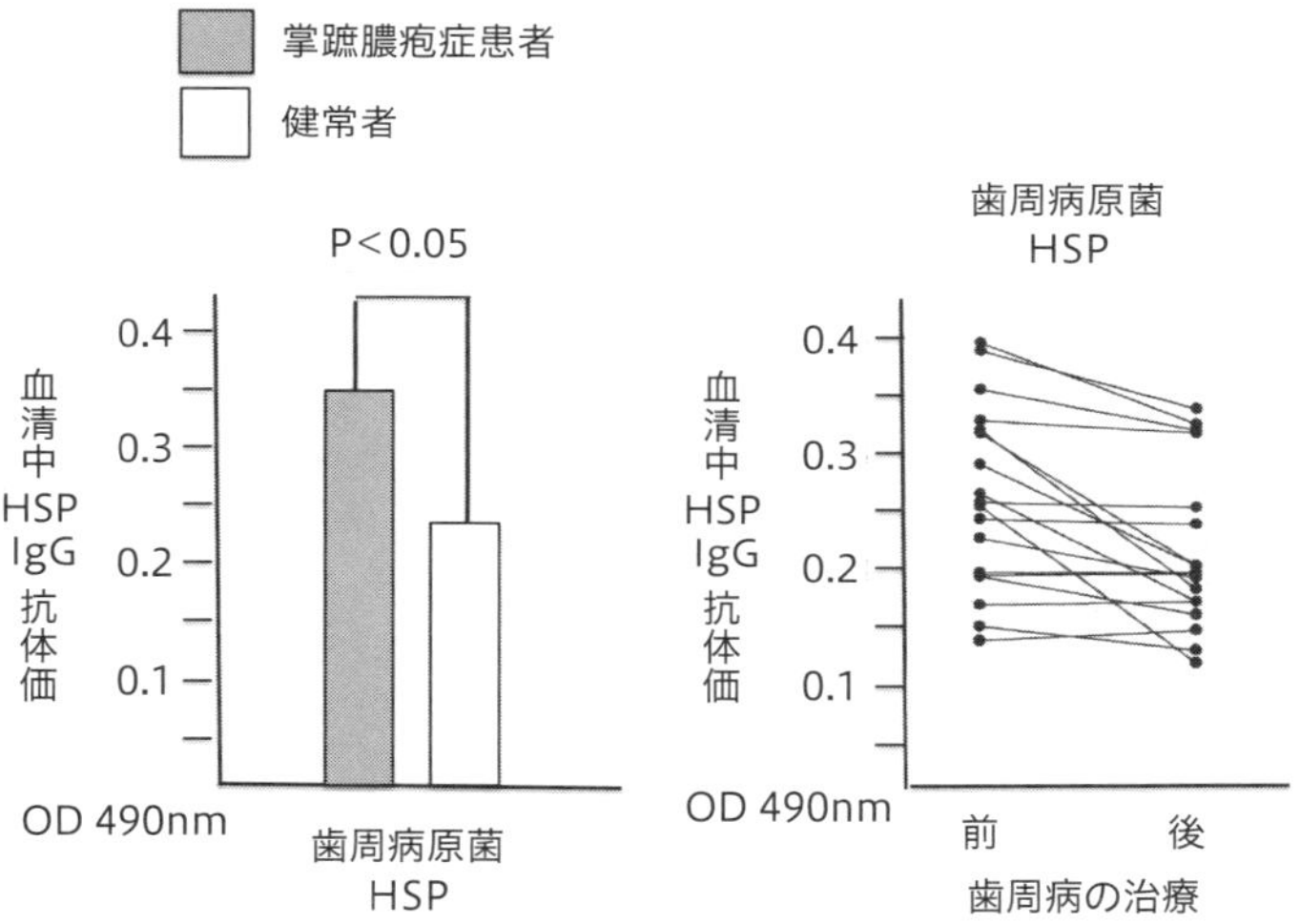

掌蹠膿疱症患者の歯周病原菌産生HSPに対するIgG抗体価は、健常者の価よりも有意に高く、歯科治療によって多くの患者の抗HSP IgG抗体価が低下して症状の改善がみられました

しています。一方、歯科用金属を完全に撤去してレジンやセラミックに変えても顕著な改善が見られない複数の症例も経験しました。それらの患者の歯周病の治療を行うと顕著な症状の改善がみられました。

日本皮膚科学会の「掌蹠膿疱症診療の手引き2022」には、掌蹠膿疱症原因の63％は、歯周病などの口腔慢性感染症であることが示されています。次いで扁桃腺炎や副鼻腔炎が掌蹠膿疱症の原因であると記載されています。そして、歯科用金属アレルギーが原因の掌蹠膿疱症は、2・1％と少ないことが発表されています。掌蹠膿疱症治療には、医療連携を密にして口腔慢性感染症の治療を推奨し、喫煙が歯周病のハイリスクであることから禁煙指導も欠かせないとしています。

放置する歯根尖病巣は死を招く

歯根尖病巣のバイオフィルム細菌は、頻繁に血流に入り込みサイレントキラーにもなります。腫れものの芯となるバイオフィルム細菌塊の全部を撤去しなければ、完全に治癒しないことは往古来今の知識です。五木寛之が2014年に講談社から出した『親鸞』には、親鸞が範宴と呼ばれていた時期、子どもの背中にできた大きな紫色の腫れものの治療を体験したことが書かれています。

範宴は、「死に至らしめるような活火山のように見える赤い巨大な腫れものの奥の肉のあいだに芯が隠れている。その肉の芽を吸い出してしまえば二度とこの子にはできない」と兄弟子に教わっています。範宴は腫れものにかぶりつき、力の限り吸うと、腫れ物の芯が喉を伝って一瞬にして胃の中にまで入り込んだと書かれています。

抗生物質がなく外科手術が簡単でなかった時代には、皮膚の腫れものの病巣の芯を取り出すために、硫酸銅の腐食作用とサルチル酸で皮膚の角質を軟化させる「たこの吸い出し」という塗り薬がよく使われていました。これらは、バイオフィルムの菌塊病巣全体を除去しなければ完治しないという知識が昔からあったからです。

むし歯が進むと表面のエナメル質から象牙質へと進行し、細菌が直径2㎛から4㎛の象牙細管に入り込みます。一本の歯の象牙細管の総延長は3～10㎞もあります。むし歯が象牙質に進むと、いろいろな細菌が象牙細管に入り込み、象牙質を破壊しながら歯髄に達します。**歯髄に達した細菌数が少ない場合、稀に排除されることがありますが、ほとんどの場合は細菌が増えて激痛の歯髄炎を発症させます。菌数が多くなってしまうと歯髄は壊死します。**

象牙細菌に入り込んだ細菌は、簡単に駆逐することができないことは、100年前に出版されたプライスの『歯科感染症』に書かれています。象牙細菌に入り込んだ細菌によって、顔面に酷いアレルギー症状が出た患者などがカラー写真で掲載されています。患者の象牙質にまで達した歯を抜歯して、象牙細管から分離した細菌の培養液を患者の腕に少量接種したところ、たちまちに赤く腫れあがり、象牙細管に潜む細菌が原因であることが書かれています。

プライスの研究を顕彰するアメリカ歯内療法学の重鎮であったジョージ・マイニーは、2008年に『感染根管の隠蔽』という衝撃的な本を上梓しました。そこには、数Kmに及ぶ象牙細管に侵入した細菌は、死滅することなく潜伏しており、血流に入り込んで思わぬ全身疾患のトリガーになる症例を紹介しています（図23）。

そして、なによりも**怖いのは象牙細管に潜り込んだ細菌は死滅することなく歯髄炎を起こし、除去の困難な歯根尖病巣をつくり、その病原菌が全身にばら撒かれる**ことです。

歯根尖病巣は、細菌を駆逐しようと集まる細胞が放出する炎性サイトカインによって歯槽骨の破壊が進み、病巣は拡大していきます。歯根尖病巣に集積する食細胞は、バイオフィルム細菌集団に太刀打ちできず、死滅して膿になってしまいます。その膿を排出する瘻孔がつくられることも少なくありません。**瘻孔ができると痛みが少なくなり、慢性経過を**

図23　むし歯の進行とともに歯の象牙細管に潜り込んだ細菌

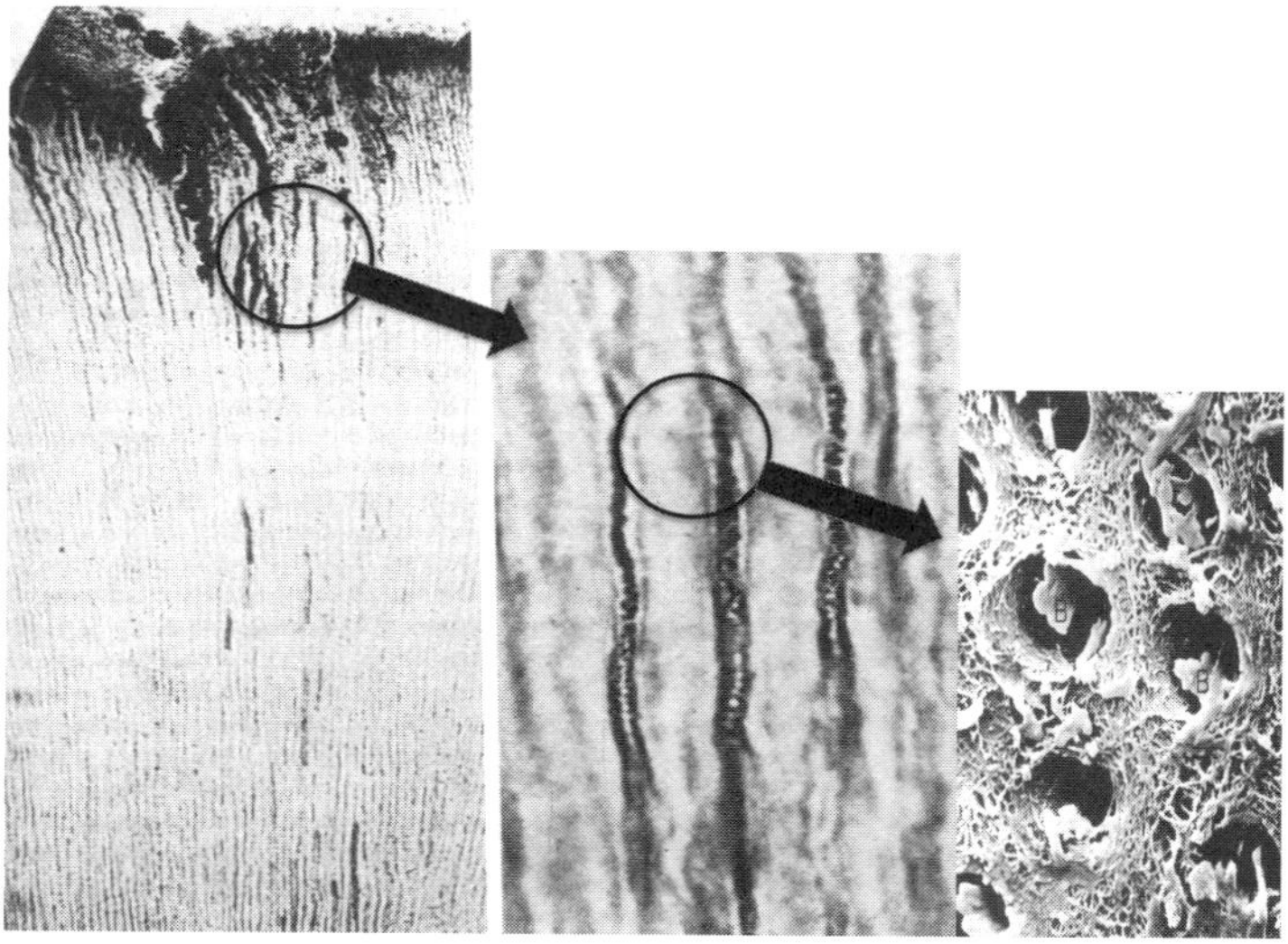

象牙質のむし歯　象牙細管の細菌　細管の細菌

一本の歯で数Kmに達する象牙細管に侵入して潜伏する細菌は、簡単に駆逐することはできません

（図は1923年に発行されたウェストン・プライス著『歯科感染症』から引用）

たどっていろいろな臓器で二次疾患を誘発します。

慢性の歯根尖病巣がある歯を抜去した1カ月後に亡くなった患者の遺族からの訴訟に、歯科医師の弁護を担当した弁護士から相談を受けました。亡くなった患者は、糖尿病のある68歳の男性患者でした。患者は、抜歯した2日後、激しい痛みと酷い倦怠感で入院しました。

その時点では、白血球数は2万2600／μℓで健常者の約3倍でした。また、体内で起きている炎症程度を知る指標の、血清中C反応性たんぱく質（CRP）値は、25・99㎎／dℓ（健常者は0・5㎎／dℓ以下）で、昏睡状態で命の危険がある値でした。抜歯という侵襲性の医療行為を受けなくても、歯根尖病巣の原因菌による敗血症などで命を失っていたと考えても不思議ではありませんでした。

患者は、入院して抗菌薬治療などを受けましたが、多臓器不全を伴う呼吸器不全で亡くなりました。遺族は、歯科医師が抜歯後、抗生物質を投与しなかったことが原因であるとして訴訟を起こしました。口腔細菌学の専門家としての意見を聞きたいとして、弁護士が患者の経過報告などのたくさんの関係書類が送られてきました。これを読み、抜歯前に患者の全身状態の確認を怠ったことを否定することはできませんでした。

背景には、一般開業の歯科医師の血液検査は、医療保険でカバーしにくい現実がありました。「抜歯ガイドラインには、『抜歯に際して必ずしも抗生物質の投与は必要としない』と明記されている」とアドバイスしたところ、歯科医師の過失は認められませんでした。そして、科学的根拠に基づいて治療の推奨度がつくられている診療ガイドラインは、訴訟逃れに使われることが少なくないことも知りました。

放置したままの歯根尖病巣は、命さえ奪うことを脳裏に刻みつけておかなければなりません。

骨粗しょう症に加担する歯周病原菌の内毒素

我が国の骨粗しょう症の患者とその予備軍は、女性が約1000万人で男性が約300万人と推定されています。骨粗しょう症は、遺伝的要因も少なくありませんが、カルシウムの摂取不足と腸管からの吸収低下、老化によるカルシウム調節ホルモン機能の衰え、運動不足などの内因が大部分を占めます。

そこに、**外因として歯周病原菌の内毒素がある**ことが明らかになりました。内毒素は、歯周ポケットから直接血流中に入り込みます。また、歯周ポケットに浸潤するマクロファージなどの内毒素レセプターが結びついて体内に持ちこまれます。内毒素と結合したマクロファージは、炎症性サイトカインを産生して破骨細胞を活性化させて骨を破壊します。多くの臨床研究からは、**骨粗しょう症は歯槽骨にも起こり、歯周ポケットを深くさせて内毒素を産生する細菌が増殖するという悪循環が起きている**ことが明らかにされてきました。

妊娠性歯肉炎病原菌は妊娠トラブルの引き金

受胎すると、妊娠の準備に必要なエストロゲンと妊娠を維持する働きのプロゲステロンの分泌量が増加します。これらのホルモンは、血清成分が滲み出る歯肉溝液に混入します。**歯周病原菌のプレボテラ・インターメディア菌**（以降インターメディア菌）**は、これらのホルモンをビタミンとして増殖する細菌です。そのため、妊婦にインターメディア菌が爆発的に増えて、浮腫のある出血しやすい妊娠性歯肉炎を発症させます。**歯肉に出血が起こると、ジンジバリス菌やデンティコラ菌などが増加して、歯肉の炎症を拡大させてしまいます。

インターメディア菌などの内毒素は、筋肉の収縮や血管拡張などの作用を担う生理活性物質のプロスタグランジンの産生を促し、子宮の筋肉を収縮させます。正産期前に子宮収

縮が起きてしまうと、早産や低体重児出産などの原因になります。低体重児を出産した母親の歯周局所のインターメディア菌は、正常体重児を出産した母親の割合に比べて多いことを、私たちも発表してきました。

羊水中にジンジバリス菌が感染していることも示されています。元気な赤ちゃんの誕生のために、妊婦は歯周病の予防に気を配らなければなりません。**妊婦が歯周病になっていたら、妊娠初期には侵襲性のない治療を受け、安定期に入ったら本格的な治療を受けることが必要**です。

歯周ポケットに潜むピロリ菌の悪友

ピロリ菌感染は、胃炎、胃潰瘍、胃がんの発症リスクとなります。固有の鞭毛をもって活発に運動するラセン状のピロリ菌は、酸性の強い胃酸を中和して持続感染します。ピロリ菌の感染率は高齢者ほど高く、50歳以上では70～80%で、30代までは10～20%と推定されています。

ピロリ菌の除菌療法として一種類の胃酸の分泌を抑える薬剤と二種類の抗生物質を同時

に一日二回、７日間内服するのが一般的です。抗菌薬でピロリ菌の除菌療法が失敗することがあります。ピロリ菌が口腔内に潜伏するためであるという指摘がありましたが、私たちは口腔細菌の産生する抗菌性物質によって発育が抑えられるため、口腔内に棲み着けないことを発表してきました。

歯周ポケットに増加する歯周病原菌レクタス菌は、ピロリ菌とＨＳＰを含むさまざまな共通抗原を持っています。それらに対して産生される抗ピロリ菌抗体と抗レクタス菌抗体は、交差反応があります。その結果、歯周組織と胃粘膜にそれぞれの免疫複合物が生成されます。その免疫複合物を排除するために、集積する細胞と多彩な生理活性を持つ補体は、胃潰瘍と歯周病の誘発に関与して悪化させることを発表してきました。**レクタス菌の増加をもたらさない口腔ケアや歯周病の治療は、ピロリ菌感染による胃疾患リスクを下げるこ**とにつながります（図24）。

図24　ピロリ菌とレクタス菌はHPSなどの共通抗原を持つことによって免疫応答を介して胃潰瘍と歯周病の発症と増悪に関わる

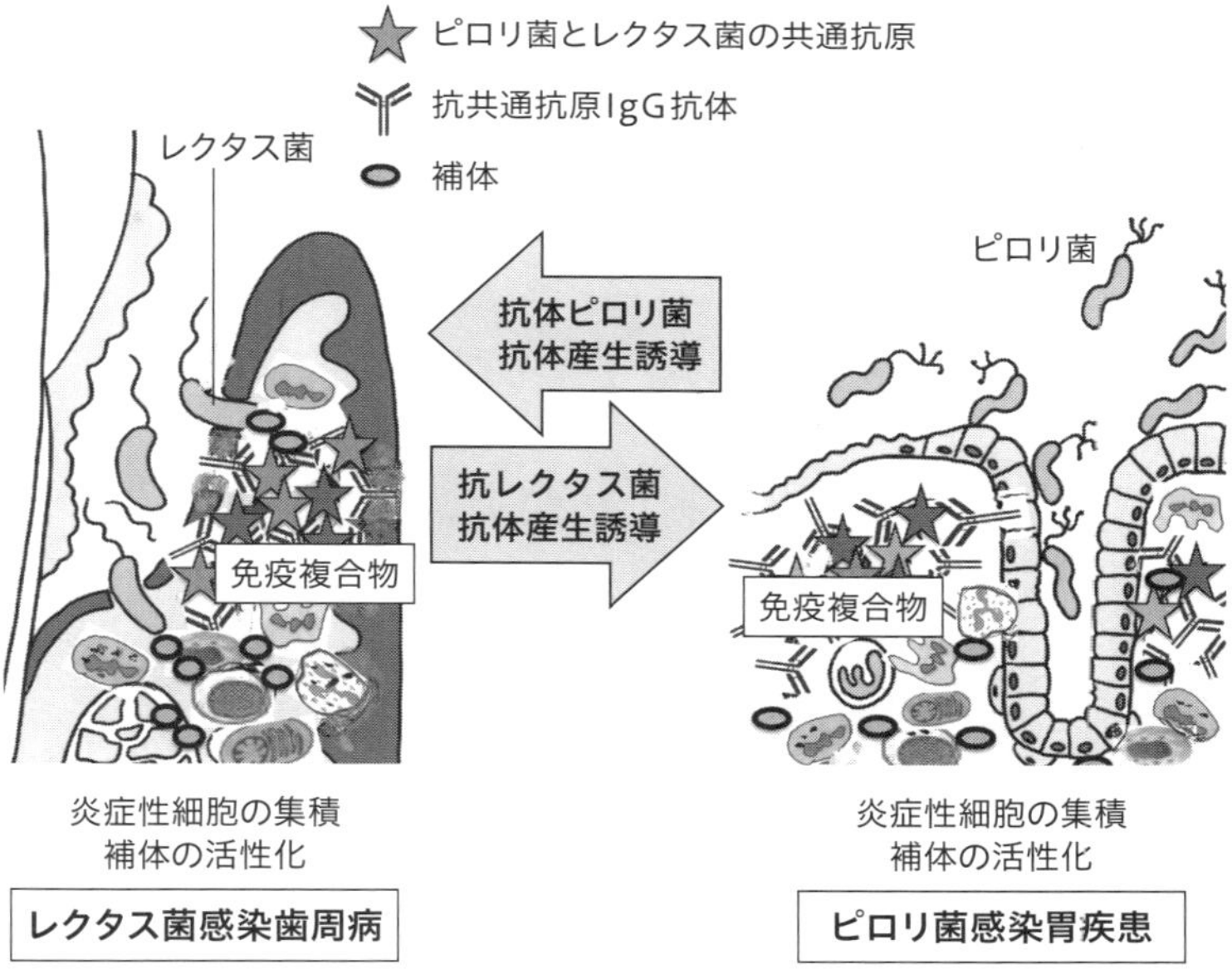

ピロリ菌とレクタス菌は、HSPなどの共通抗原を持っており、それぞれに対するIgG抗体は免疫複合物を形成して炎症性細胞を集積させ補体を活性化して歯周病と胃潰瘍の発症を誘導します

第七章
無慈悲な潜伏ウイルス

終焉なきウイルスとの闘い

細菌の十分の一以下の小さな病原体ウイルスは、ラテン語で「毒液」の意味を持ちます。ウイルスは、ＤＮＡかＲＮＡ、どちらかの核酸がたんぱく質のカプシドで包まれた粒子です。インフルエンザウイルスやコロナウイルスには、核酸とカプシドを覆う脂質二重膜のエンベロープがあります。エンベロープを持つウイルスは、エタノールや界面活性剤などの消毒液で感染力を失い不活化されます。細菌が感染力を失わせるのは殺菌ですが、ウイルスが感染力を失うことを不活化と言います。

一方、食中毒を起こすノロウイルスなどはエンベロープがなく不活化しにくいため、適切な濃度の次亜塩素酸ナトリウム溶液などで不活化しなければなりません。

ウイルスは自ら複製するための遺伝子は持っていますが、たんぱく質合成工場のリボソームがありません。ウイルスは、侵入した標的細胞の遺伝子材料やリボソームのたんぱく質合成機能を拝借しないと複製することができないパラサイトです。単独で増殖することができないウイルスは、生物の定義である「自分で増殖する」ことができないことから、完全な生物とは言えません。

この章では、潜んで持続感染し、免疫の低下などがあると暴れ出す、肝炎ウイルス、ヒトヘルペスウイルス、パピローマウイルスを取り上げます。

潜伏する肝炎ウイルスの脅威

B型肝炎ウイルス（HBV）とC型肝炎ウイルス（HCV）の感染は、急性肝炎を発症させる顕性感染が約25％で、なんら症状のでない不顕性感染が約75％です。いずれの場合も、感染防御免疫で肝炎ウイルスは排除されることがあります。しかし、顕性感染で症状がなくなった場合でも、不顕性感染の場合でも、高い割合で持続感染する保菌者（キャリアー）になってしまいます。

HBVとHCVは、潜伏し続けて突然暴れ出し、肝硬変や肝がんを発症させるキラーウイルスです。２０２２年に公表された人口動態統計によると、我が国では毎年肝がんで約２万５０００人が死亡しています。その大部分は持続感染のHBVとHCVが原因です。

我が国のHBV保菌者は約１４０万人、HCV保菌者は約１５０万人と推定されています。HBVとHCVの感染は、それぞれのウイルスに対する抗体が産生されているか否かで知ることができます。過去には予防接種などで注射器の使い回しによってＨＢＶとＨＣＶが感染したため、高齢者ほど保菌者が多くなっています。

２００２年の世界保健機関（ＷＨＯ）の推計では、世界中のＨＢＶ保菌者は約３・５億人です。そのため、ＷＨＯはＨＢＶに感染後の肝硬変と肝がんを減らすため、ＨＢＶ感染予防ワクチンを乳児に接種するユニバーサルワクチネーションを実施するように勧告しました。我が国は２０１６年から乳児にＨＢＶ感染予防ワクチンを接種して、親からの垂直感染などを防いでいます。また、体液での感染リスクの高い医療従事者には、Ｂ型肝炎のワクチン接種を義務づけています。

ＨＣＶの不顕性感染者の約30％は免疫防御機構で排除されますが、約70％は保菌者になってしまいます。**肝臓に潜むＨＢＶとＨＣＶは、５年から30年して慢性肝炎、肝硬変、肝がんを高い確率で発症させます**（図25）。ＨＣＶには、複数の血清型があり、日本人に持続感染しているHCV1b型は、インターフェロン療法による排除は難しいことが知られています。そのため、**インターフェロン治療から、ダースと呼ばれる直接作用型抗ウイルス剤の飲み薬が使用**されています。現在、ＨＣＶ感染予防ワクチン開発に鎬《しのぎ》を削った競争がなされていますが、実用化に至っておりません。そのため、誰にでも病原体が潜んでいるとして、標準的感染予防策（スタンダード・プリコーション）を遵守するライフスタイルが必要不

図25　B型肝炎ウイルス（HBV）とC型肝炎ウイルス（HCV）保菌者の経過

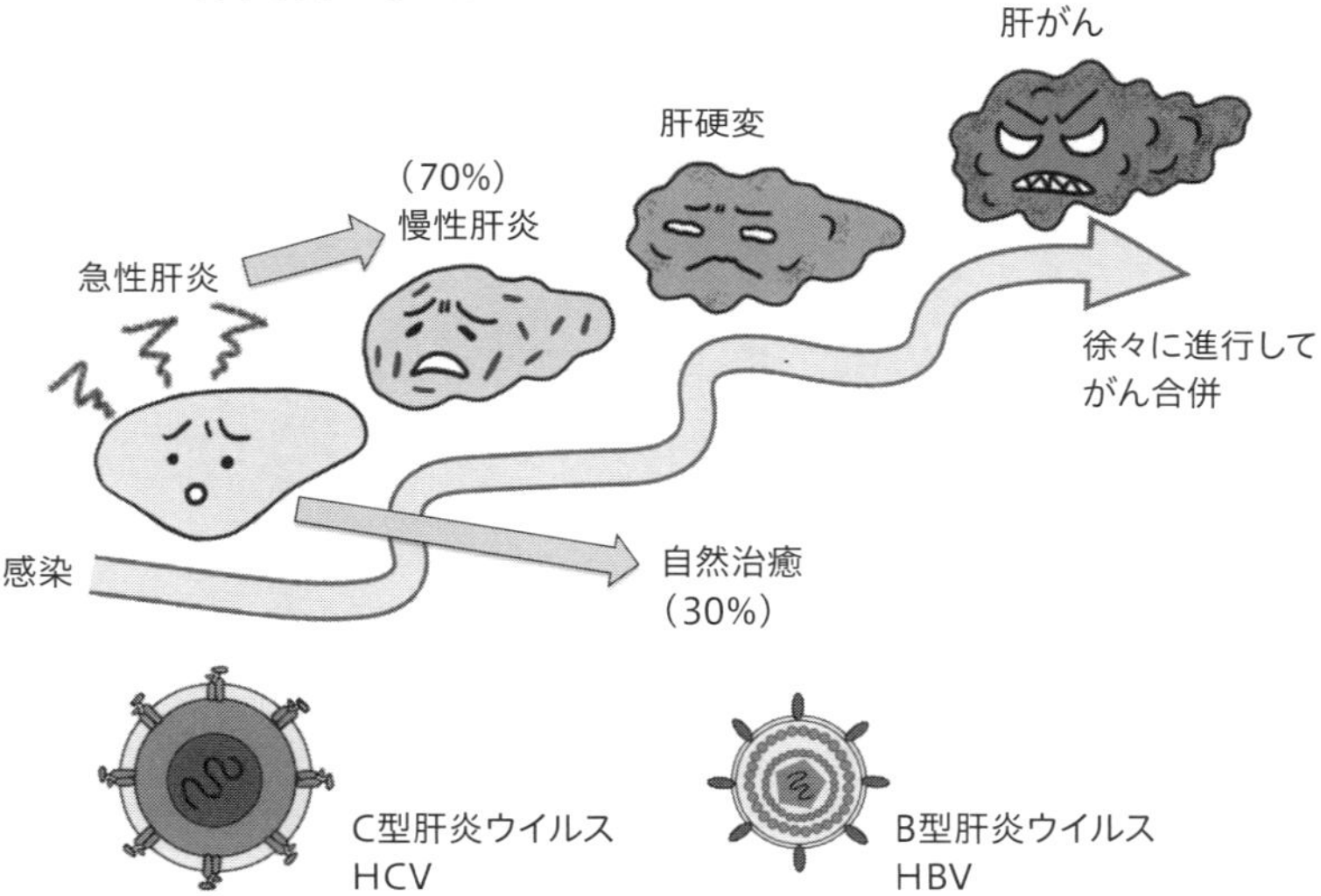

感染後保菌者になる割合は、HBVとHCVに大きな違いはありません。若い人がHBVに感染すると死亡率の高い劇症肝炎を発症させることがあります。HCVの保菌者が肝硬変から肝がんになる割合はHBV保菌者よりも高いことが分かっています

可欠になります。

複雑怪奇なヒトヘルペスウイルス感染症

人に感染するヒトヘルペスウイルス（ＨＨＶ）は、８種類あり、ＨＨＶ－１からＨＨＶ－８までの番号が付与されています。ＨＨＶの初感染は、明らかな症状の出る顕性感染と不顕性感染があります。初感染のＨＨＶは、感染防御免疫で排除されることがありますが、多くは排除されることなく持続感染の保菌者になってしまいます。

ＨＨＶは感染後に潜伏し続けて、免疫の低下などを狙って複製し、**回帰発症のパターンを取ります。回帰発症は、初感染の疾患や病態が大きく違い、死に結びつく疾患を起こすことが少なくありません。**

単純ヘルペスウイルスは、１型（ＨＳＶ－１、ＨＨＶ－１）と２型（ＨＳＶ－２、ＨＨＶ－２）があります。ＨＳＶ－１は、主として口腔領域粘膜疾患、ＨＳＶ－２は主として性器粘膜感染症を起こしますが、性習慣の変化によってその区別が曖昧になってきています。

口唇ヘルペスは、風邪をひいた後、紫外線にあたった後、生理時やストレスなどが刺激となって繰り返し発症するＨＳＶ－１感染症です。初感染後、知覚神経節に潜むＨＳＶ－１の回帰発症疾患はさまざまです。**顔面神経節を傷害して片側のまぶたが閉じない、ほうれい線がなくなる、口が閉じないなどの顔面神経麻痺を発症させます。ＨＳＶ－１は、高齢者に脳炎を発症させるキラーウイルスにもなります**（表２）。

ＨＳＶ－１持続感染は、アルツハイマー病のトリガーであるとの論文が発表されました。加齢やストレスによって感染防御免疫が衰退するにつれて、三叉神経節に潜伏するＨＳＶ－１が脳内で再活性化することによりアミロイドβが蓄積され、アルツハイマー病を発症するということが立証されています。

水痘・帯状疱疹ウイルス（**ＶＺＶ、ＨＨＶ－３**）**は、初めて感染すると二週間の潜伏期を経て水痘**（**水ぼうそう**）**を発症させます**。過去には、小児が初感染して酷い水痘を発症させ、痘痕（あばた）が残ったことも少なくありませんでした。現在は、幼児期にＶＺＶ感染予防ワクチンが接種されるようになり、感染予防できるようになりました。

ＶＺＶに感染して水ぼうそうが発症した後、ＶＺＶは知覚神経節に潜んでしまいます。持続感染のＶＺＶは、50歳を超えると免疫の低下やストレスによって暴れ出し、回帰発症として帯状疱疹を発症させます。帯状疱疹は激しい疼痛があり、知覚神経の走行にそって帯状に炎症性疱疹をつくります。ＶＺＶに対する**抗ヘルペスウイルス剤が奏効しない場合、知**

表2　ヒトヘルペスウイルスの種類および初感染と回帰発症

ヒトヘルペスウイルスの種類	初感染	回帰発症
1. 単純ヘルペスウイルス1型 （HSV-1、HHV-1）	口唇ヘルペス 新生児ヘルペス 口内炎	顔面神経麻痺 ヘルペス性脳炎 ヘルペス性角膜炎
2. 単純ヘルペスウイルス2型 （HSV-2、HHV-2）	新生児ヘルペス 陰門腟炎	性器ヘルペス
3. 水痘・帯状疱疹ウイルス （VZV、HHV-3）	水痘	帯状疱疹
4. Epstein－Barrウイルス （EBV、HHV-4）	伝染性単核症（キス病）	リンパ腫 上咽頭がん
5. サイトメガロウイルス （CMV、HHV-5）	伝染性単核症様症候群	間質性肺炎
6. ヒトヘルペスウイルス6型 （HHV-6）	突然性発疹	
7. ヒトヘルペスウイルス7型 （HHV-7）	突然性発疹	
8. ヒトヘルペスウイルス8型 （HHV-8）	カポジ肉腫	

覚麻痺、脳炎を誘発して命さえ奪います。過去に水ぼうそうに発症してＶＺＶの保菌者となっていると、**帯状疱疹発症リスクが高くなるため、50歳を超えた人にＶＺＶ感染予防ワクチン接種が勧められています。**

ＥＢウイルス（ＥＢＶ、ＨＨＶ-４）は、アントニー・エプスタインとヨンネ・バールよって発見され、二人のイニシャルのついたウイルスです。初感染でリンパ節が腫脹するなどの伝染性単核症を起こします。キス病とも称されます。回帰発症では、上咽頭がんを発症させます。

40年来の共同研究者であるニューヨーク州立大学バッファロー校などの教授を歴任したヨルゲン・スロットは、潜伏しているＥＢＶが歯周病の増悪をもたらすことを発表しています。疫学研究でも、**歯周ポケットにＥＢＶが見つかる場合の歯周病は、組織破壊が進行して重症の歯周病になる**ことがわかってきました。

日本大学の今井健一教授らは、ＥＢＶはジンジバリス菌が感染している歯周病の増悪因子であることを実証しています。**口腔に潜んでいるＥＢＶは、歯周病原菌と悪友コンビとなって、さまざまな全身疾患を引き起こすサイレントキラー**にもなります。

サイトメガロウイルス（ＣＭＶ、ＨＨＶ-５）**は、幼児期に不顕性感染し、生涯にわたり潜伏感染するウイルス**です。**非保菌者の易感染性宿主が輸血などで感染すると、発熱、全身**

倦怠、肝炎など重篤な症状で命が奪われてしまうこともあります。保菌者であるか否かは、抗CMV抗体の上昇によって知ることができます。

ヒトヘルペスウイルス6型（HHV－6）は、乳幼児に初感染して突発性発疹を起こします。ヒトヘルペスウイルス7型（HHV－7）は、HHV－6と同様に、乳幼児に初感染して突発性発疹を起こし、回帰発症として脳炎や髄膜炎を起こすこともあります。ヒトヘルペスウィルス8型（HHV－8）は日本人の1・4％が感染していますが、健康な人には病原性を示しません。HIV感染後にカポジ肉腫を発症させることでも知られています。

女性を狙い続けるパピローマウイルス

我が国の子宮頸がん患者は、毎年1万人を超えており、約3900人が命を落としています。子育て世代に多いことから、子宮頸がん発症ヒトパピローマウイルス（HPV）は、マザーキラーウイルスと言われます。性経験のある女性の約80％は、HPVの不顕性感染があると推定されています。HPVに感染しても免疫機構で排除されることもありますが、多くは持続感染して保菌者になってしまいます。

ＨＰＶの遺伝子型は、１５０種類以上あります。16型と58型はがんを発症させやすい型です。ＨＰＶ感染者の約10％には、子宮頸部の細胞に初期の異常が見られ、約４％が前がん病変になり、ゆっくりとがんに進行します。現在我が国で使用されているＨＰＶ感染予防ワクチンは、３種類あります。

子宮頸部がん発症リスクの高い16型と58型の感染を予防するワクチンは、50％から70％予防します。その他四つの型と九つの型の感染予防を目的とした**４価ワクチンと９価ワクチンは、ＨＰＶ感染を高い割合で予防します。ＨＰＶ感染は、稀に睾丸がんを発症させますが、男子へのＨＰＶ予防ワクチン接種の主目的は、保菌者になって女性に感染させないためです。**

予防ワクチンのないＨＩＶ感染終焉への道

エイズ病原体ヒト免疫不全ウイルス（ＨＩＶ）の世界中の感染者は２０２２年で１３０万人でした。現在約４０００万人がＨＩＶ保菌者です。そのうちの約３０００万人が叡智を結集して開発された抗ＨＩＶ治療薬の恩恵に預かり、エイズを発症せずに生活できるようになりました。ＨＩＶ感染を予防するため、世界中で鎬を削ってワクチン開発研究がなされてきましたが、**変異技の悪烈なＨ－Ｖに有効な感染予防ワクチンの実用化はなされていません。**

国連合同エイズ計画は、ＨＩＶ感染リスクの高い人を対象に、あらかじめＨＩＶ感染予防薬を投与する「暴露前予防内服政策」によって、２０３０年までにＨＩＶ流行を収束させる目標を掲げています。抗ＨＩＶ治療薬の予防投与は、医療上必要性の高い薬と認定されています。しかしながら、その安易な使用によって、他の性感染症（ＳＴＤ）を含めた感染拡大が危惧されます。

忍び寄る疫病神カンジダの悪行

酸素がないと生存できないカビ、キノコ、酵母などの仲間が真菌です。真菌は１５０万種類もいて、自然界の清掃者として地球環境には不可欠な存在です。また、酵母類はアルコールの製造、発酵食品などを生み出してくれています。

私たちに棲みつく真菌のカンジダは、隙があれば仲間を増やしてバイオフィルムとなる

疫病神です。細菌は染色体を包み込む核膜はなく、細胞の中に染色体が裸で存在している原核生物ですが、真菌は私たちの細胞と同じように染色体が核膜で包まれている真核生物です。多くの細菌が1㎛程度であるのに対して、真菌の大きさは4㎛から8㎛程度です（図26）。

たんぱく質合成の場であるリボソームは、それぞれの細胞1個あたり数十万から数百万も存在しています。細菌のリボソームは70Ｓのサイズですが、真菌のリボソームは私たちの細胞と同じ80Ｓのサイズです。細菌の70Ｓサイズのリボソームの働きを阻害する抗生物質は、真菌の80Ｓサイズのたんぱく質合成機能には作用しません。そのため、細菌の70Ｓを攻撃する抗生物質はカンジダなどの真菌に効力を発揮できません。

口腔内に潜んでいる真菌のカンジダは、健康な人で増えることはなく、害を及ぼすことはほとんどありません。ところが、細菌感染症の治療で長期間にわたり抗生物質の投与を受けると、カンジダの増殖を抑える細菌が減少します。**細菌優勢なフローラがカンジダ優勢なフローラに代わる菌交代現象は、高齢者などの易感染性宿主に日和見感染症を誘発させることがあります。**

体内でカンジダに立ち向かっているのは、自然免疫のＮＫ細胞を主とした細胞性免疫防

図26　細菌、真菌、人の細胞の比較

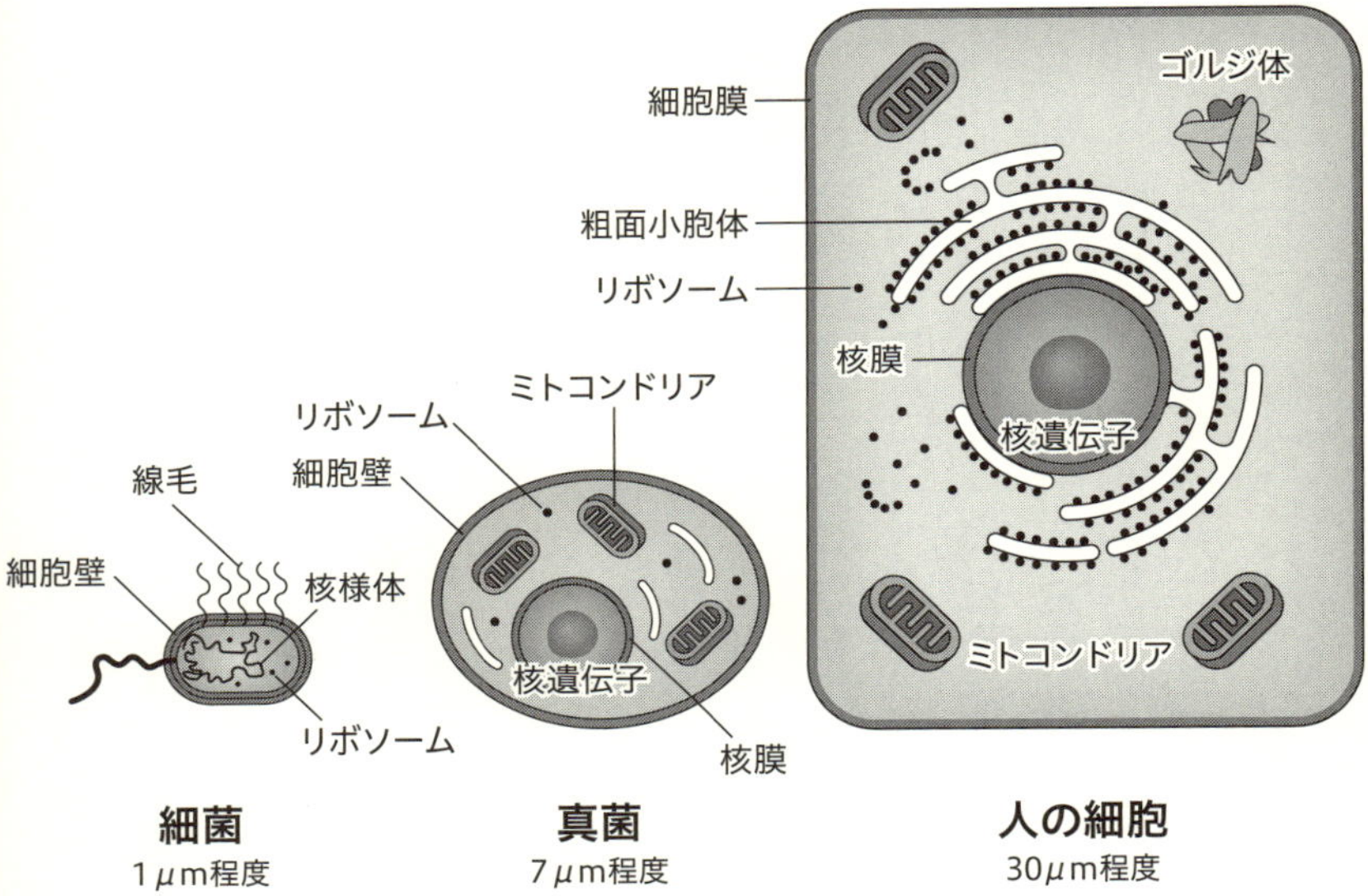

人の細胞は300種類ほどあり、その大きさは5~130μmと幅がありますが、粘膜細胞など多くの細胞は30μmほどです。レンサ球菌やブドウ球菌は1μm程度ですが、デンタルプラーク中のフゾバクテリウムなど線状菌は10μmを超える長さです。細菌と真菌は細胞壁がありますが、人の細胞にはありません。人の細胞と真菌の核内遺伝子は核膜に包まれている真核細胞ですが、細菌は遺伝子を包む核膜のない原核細胞です。それら1個の細胞内には、10万から数百万ものたんぱく質合成をするリボソームがあります。細菌のリボソームのサイズは70Sですが、人と真菌のリボソームのサイズは80Sです

御機構です。**細胞性免疫機能は、高齢化や糖尿病などの病気によって低下**します。通常、病原体やワクチン抗原をマクロファージなどが貪食し、その情報をヘルパーT細胞に提示して獲得免疫が成立します。しかし、細菌の大きさの数十倍のカンジダは、マクロファージが貪食することができないため、獲得免疫は誘導されません。

口腔カンジダ症の治療には、細胞膜を攻撃する抗真菌薬が使われます。腸管から吸収されることのないゲル経口薬を口腔内に長く含んだ後に、少量ずつ嚥下する抗真菌薬です。

カンジダは、義歯のレジン表面に付着してバイオフィルム集団となり、ぬるぬるしたデンチャープラークをつくります。デンチャープラークのカンジダは、義歯性口内炎を発症させて義歯性潰瘍を増悪させます。カンジダが多いデンチャープラークには、カンジダの悪友であるブドウ球菌も増えています。

今まで繰り返し述べてきましたが、**バイオフィルムは機械的な除去が基本**です。義歯の清掃は、デンチャーブラシを使って行うことが基本です。義歯洗浄剤のコマーシャルに「ブラシで義歯を清掃するとレジンに傷がつき、細菌付着の温床となる」という根拠のない宣伝が氾濫しています。そのため、義歯洗浄剤の購入予算の少ない特別養護ホームなどでは、義歯が水道水に浸したままにされています。義歯のレジンは、デンチャーブラシで簡単には傷がつきません。まず、**ブラシでデンチャープラークを除き、その上で義歯洗浄剤を使**

えばカンジダやブドウ球菌を激減させることができます。

第八章

口腔ケアでインフルエンザも肺炎も予防する

飛沫感染による市中肺炎

我が国では、肺炎によって高齢者を中心に年間10万人を超える命が奪われています。**市中肺炎は、日常生活を送っている人が飛沫感染によってウイルスや細菌などに感染して発症する病気**です。インフルエンザウイルスや新型コロナウイルスなどが主な原因です。**易感染性宿主では、風邪ウイルスで肺炎になる**ことも少なくありません。

風邪病原性ウイルスは、ライノウイルス、コロナウイルス、RSウイルス、パラインフルエンザウイルス、アデノウイルスなど200種以上存在しています。それらの**風邪ウイルスに感染して免疫ができたとしても、風邪ウイルスは頻繁に変異するため、繰り返し感染**します。

細菌感染の肺炎は、肺炎球菌（肺炎レンサ球菌）がもっとも多く、次いで肺炎マイコプラズマ、肺炎クラミドフィラ、ブドウ球菌、緑膿菌、肺炎桿菌、インフルエンザ菌などです。肺炎球菌は、100種類もの血清型があります。そのうちの23種類の血清型は、成人の重症の肺炎球菌の原因の64％を占めるという研究結果があります。**高齢者の約5％には、喉や鼻腔に潜伏しています。咽頭などに潜んでいる肺炎球菌は、免疫低下などで気管支炎、**

肺炎、敗血症などの内因感染症の原因になります。また、唾液に混入して他人に飛沫感染させてしまうこともあります。

子どもの肺炎球菌感染は、肺炎だけでなく髄膜炎を併発することもあります。子どもの肺炎球菌の感染予防や重篤化を防ぐため、２カ月以上５歳未満の小児へ、感染頻度の高い13種類血清型の13価肺炎球菌ワクチンと、15種類の血清型の15価肺炎球菌ワクチンが定期接種されています。

これらのワクチン接種によって、肺炎球菌感染による髄膜炎が顕著に減少するとされています。また、子どもに潜伏感染した肺炎球菌が、高齢者などの易感染性宿主に感染させることを予防する効果もあります。高齢者への15価肺炎球菌ワクチンの接種は、肺炎球菌感染による重篤化を予防する効果も認められていることから、高齢者への任意接種も行われています。

23種類の肺炎球菌の血清型に対する23価ワクチンは、２０１４年から高齢者を対象として定期接種となっています。この23価肺炎球菌ワクチンには、抗体産生を誘導させるために免疫担当細胞を集める免疫賦活剤のアジュバントが使われています。そのため接種部位は、アジュバントよる炎症の副反応が現れます。このワクチンには感染予防効果や重篤化予防効果があり、65歳以上には５年毎の接種が推奨されています。

誤嚥性肺炎予防への就眠前の心得

高齢者を中心に毎年4万人以上もの命が誤嚥性肺炎で奪われています。東京都健康安全研究センターは、高齢化がさらに進む2030年には毎年約13万人もの人が誤嚥性肺炎で亡くなると予測しています。誤嚥性肺炎を繰り返すと余命は確実に短くなります。アルツハイマー病などの認知症患者が誤嚥性肺炎と診断された場合の平均余命は、半年と言われています。

誤嚥性肺炎の原因は、口腔・咽頭に潜伏している細菌が唾液と一緒に下気道に流れ込むサイレントアスピレーション（不顕性誤嚥）です。**高齢化に伴って気道粘膜にある繊毛の活動が低下し、咳反射の排除機能も弱くなっているため、サイレントアスピレーションの細菌を排除することが難しくなります。**充分な感染防御免疫力ある人では、下気道に多少の細菌侵入があっても、肺胞マクロファージなどが駆逐してくれます（図27）。

唾液が混入した細菌のサイレントアスピレーションが引き金の肺炎に、飲食物の誤飲が重なった場合、重篤な肺炎となって死亡率が高くなってしまいます。慢性的な摂食障害と嚥下障害がみられるのは、高齢者、慢性呼吸器疾患者、糖尿病患者者、喫煙者、免疫不全者

図27　睡眠中などに起きるサイレントアスピレーションによる誤嚥性肺炎

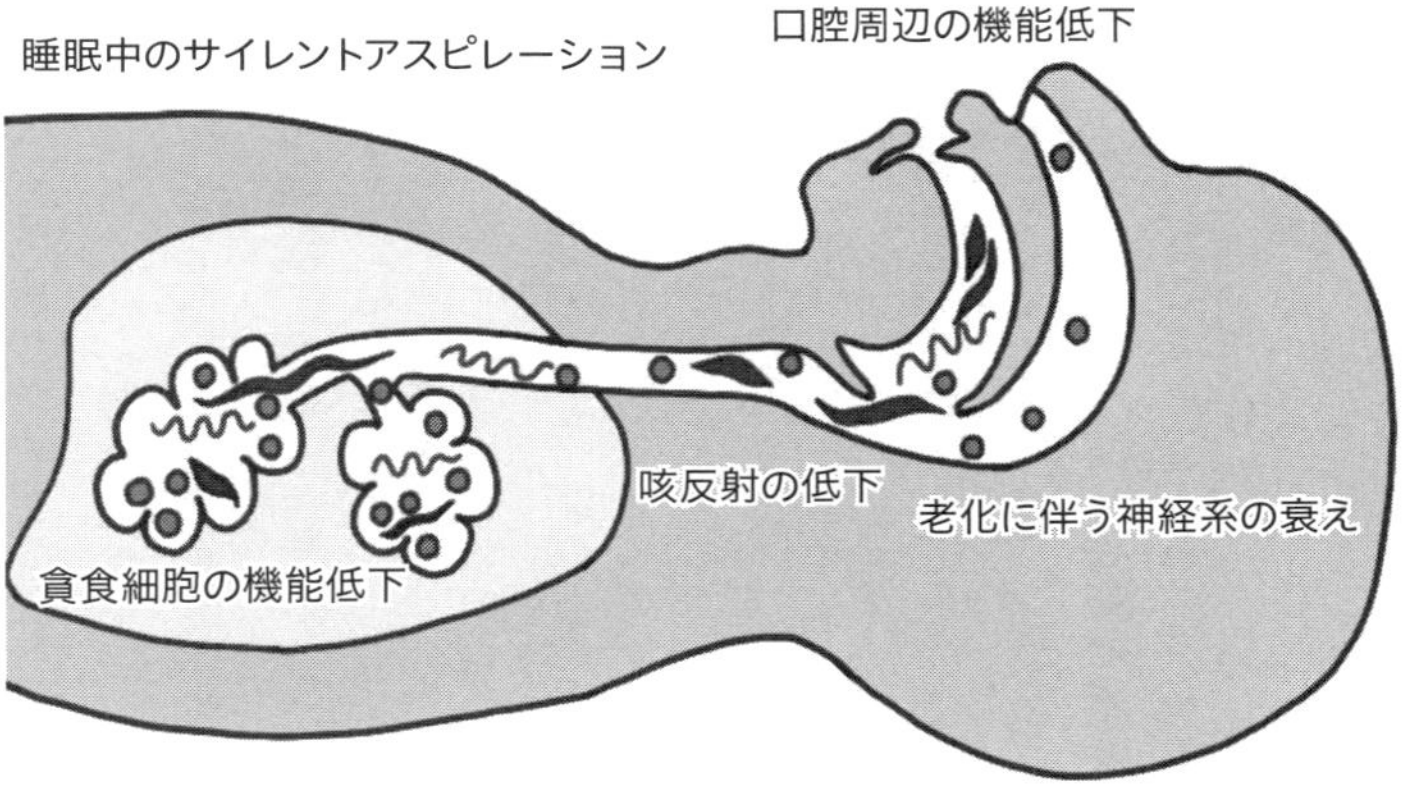

誤嚥性肺炎は、就眠時などに歯周病原菌などが唾液に混入して下気道にサイレントアスピレーション（不顕性誤嚥）が起こるのが主な原因です。口腔周辺の機能低下、老化に伴う神経系の衰えや咳反射の低下、肺に入り込んだ細菌を駆逐するマクロファージなどの殺菌作用の低下が引き金になり、細菌の不顕性誤嚥に食物の誤嚥が加わった場合は高い死亡率になってしまいます

で、口腔清掃がなされにくい易感染性宿主です。

高齢者の肺炎予防に口腔ケアを実践されている米山武義先生は、青春出版社から『肺炎は口で止められた！』という著書を出されています。**口腔清掃を中心とした口腔ケアは高い割合で肺炎が予防できる**ことを示され、誤嚥性肺炎予防の教宣活動にあたっています。

胃潰瘍の治療などで胃液の産生を抑えるために、制酸剤が投与されることがあります。胃液のpHが上がるとさまざまな細菌が胃の中で増え、それが逆流して下気道に流れ込み、肺炎を起こします。そのため、**制酸剤の投与を受ける患者は、清掃を中心とした毎日の徹底した口腔ケアが必須**です。

口腔内細菌は就眠中に3回から5回分裂し、菌数は10倍以上になります。そのため、**就眠前の口腔ケアによって菌数を減らしておくことが、サイレントアスピレーションによる下気道への細菌数を減少させることができます**。

デンタルプラークなどバイオフィルムの除去は、歯ブラシ、歯間ブラシ、デンタルフロス、舌ブラシなどによる機械的清掃が基本になります。機械的な除去が難しい高齢者や機械的除去が難しい部位の菌数を減らすためには、**抗菌性のある抗菌性洗口液**（マウスウォッシュ）**の常用が必要**になります。

抗菌性洗口液の使用は、機械的清掃に次いで口腔慢性感染症の予防になるだけでなく、誤嚥性肺炎予防に極めて有効な手段になっています。非イオン系洗口液は、ある程度バイオフィルムに浸透して短時間での殺菌効果を発揮します。一方、イオン系洗口液は細菌表層に付着して長時間作用して細菌の増殖を抑えます。非イオン系の抗菌薬はインフルエンザウイルスや新型コロナウイルスの不活化性が認められていますが、イオン系の抗菌薬のウイルス不活化作用は強くありません。

リステリン液は、非イオン系で抗菌性のあるエッセンシャルオイルのチモール、メントール、ユーカリプトール、サルチル酸メチルの4種類を組み合わせた洗口液です。開発にあたったアメリカのローレンス博士と薬剤専門家のワーナー・ランバートは、感染予防のパイオニアであったイギリスの外科医師ジョセフ・リスターを訪ねて、そのエッセンシャルオイルの組み合わせの消毒液にリスターの名前を冠したリステリン液とする認可を得ました。

カラメルを加えた琥珀色のリステリン液は、１４０年の歴史を持つ世界各国で使用されている洗口液です。エッセンシャルオイルを溶解するためにエタノールを使った刺激感の強いものと、界面活性剤を使ったノンアルコールの、子どもも使えるようにしたものがあります。歯周病の予防やデンタルインプラント治療後のインプラント歯周炎の予防効果が高いとする膨大な研究成果が報告されています。

非イオン系の洗口液としてトリクロサン入りの洗口液が使われたことがありました。アメリカ食品医薬品局（FDA）は、トリクロサン抗菌効果が低いことなどからその使用を禁止しました。トリクロサンに代えてリステリン液に使われているチモール異性体のイソプロピルメチルフェノール（IPMP）を加えた洗口液も市販されています。

非イオン系のポピドン溶液はウイルス不活化作用が強く、インフルエンザや新型コロナウイルス感染予防にもなるとして洗口液として使われることがあります。介護老人福祉施設入所者などに就眠前に使用して欲しいと思っています。

イオン系洗口液には、強アルカリのクロルヘキシジングルコン酸塩製剤（CHG）を中和したクロルヘキシジングルコン酸（CHX）、塩化セチルピリジニウム（CPC）、塩化ベンザルコニウム（BEZ）が世界各国で使用されています。これらのイオン系洗口液は、細菌表層に吸着して長時間かけて細菌の増殖を抑えてくれるだけでなく、歯面や口腔粘膜に付着して口腔内細菌の増殖を抑えることから、就眠前の機械的清掃後の洗口液として使って欲しいと思っています。

フッ素がむし歯になりにくい歯を形成することは熟知されています。ある程度の濃度のフッ素溶液を塗布すると、フッ素イオンがデンタルプラーク細菌の代謝を阻害して、効果的にバイオフィルム形成を阻害することを発表してきました。**高齢者には、フッ素入り抗**

菌性洗口液の常用を勧めています。

高齢化に伴って甘い食べ物への嗜好は強くなります。ブドウ糖は脳をはじめ身体を動かすエネルギー源で、大人は一日150グラムも必要とされています。砂糖は小腸に達すると消化酵素によって速やかにブドウ糖と果糖に分解され、吸収されるブドウ糖は脳を活性化させて集中力や記憶力を高めます。

高齢者にとってウェルビーイングの力強いサポーターは、ブドウ糖です。一方、今まで述べてきたように頻繁な砂糖摂取は、ミュータンス菌を蔓延らせる口腔ディスバイオーシスの元凶です。加齢に伴って歯肉が下がり、歯根が露出してしまうと歯根面のむし歯のリスクが高まります。そのような**歯の周りに、定期的にある程度の濃度のフッ素溶液を塗布することによって、口腔ディスバイオーシスと歯根面のむし歯が予防できます。**

変異を繰り返して襲ってくるインフルエンザウイルス

ヒトに感染するインフルエンザウイルスは、変異を繰り返すA型と変異しないB型があります。A型インフルエンザウイルスは、カモなどの自然宿主に持続感染しています。

1918年に始まったA型インフルエンザウイルスであるスペイン風邪のパンデミックでは、三つの大きな波で全世界人口の5億人のうち四分の一が感染して、約5000万人が命を失ったとされています。我が国では、第一波によって都市中心に20万人、病原性を高めた第二波は地方中心に25万人の命を奪ったと推定されています。

東南アジアで発生し、致死率が60％を超える高病原性鳥インフルエンザウイルスは、現在までのところニワトリからヒトに感染しているだけです。もし、ヒトからヒトに感染する変異を起こせば、未曾有のパンデミックが起きることが危惧されています。

インフルエンザウイルスは、標的とする細胞に吸着して侵入するためのHA突起（HA抗原）と、感染してウイルス粒子が満タンになった細胞から飛び出て、隣の細胞に侵入するために必要なNA突起（NA抗原）を持っています。HA突起は、赤血球を凝集させるヘムアグルチニンで、H1からH15までの種類があります。NA突起は、ノイラミニダーゼ酵素でN1からN9までの種類があります。その組み合わせでH1N1型、H3N2型、H5N1などの型になります。インフルエンザウイルスの自然宿主のカモは、中間宿主のブタに重複して感染すると、ブタの感染細胞で遺伝子の組み合わせが異なる新しい変異ウイルスが誕生します。A型インフルエンザウイルスは、変異を繰り返しながら流行を繰り返し、私たちにとっての永遠の敵対相手です（**図28**）。

図28　インフルエンザウイルスの感染様式

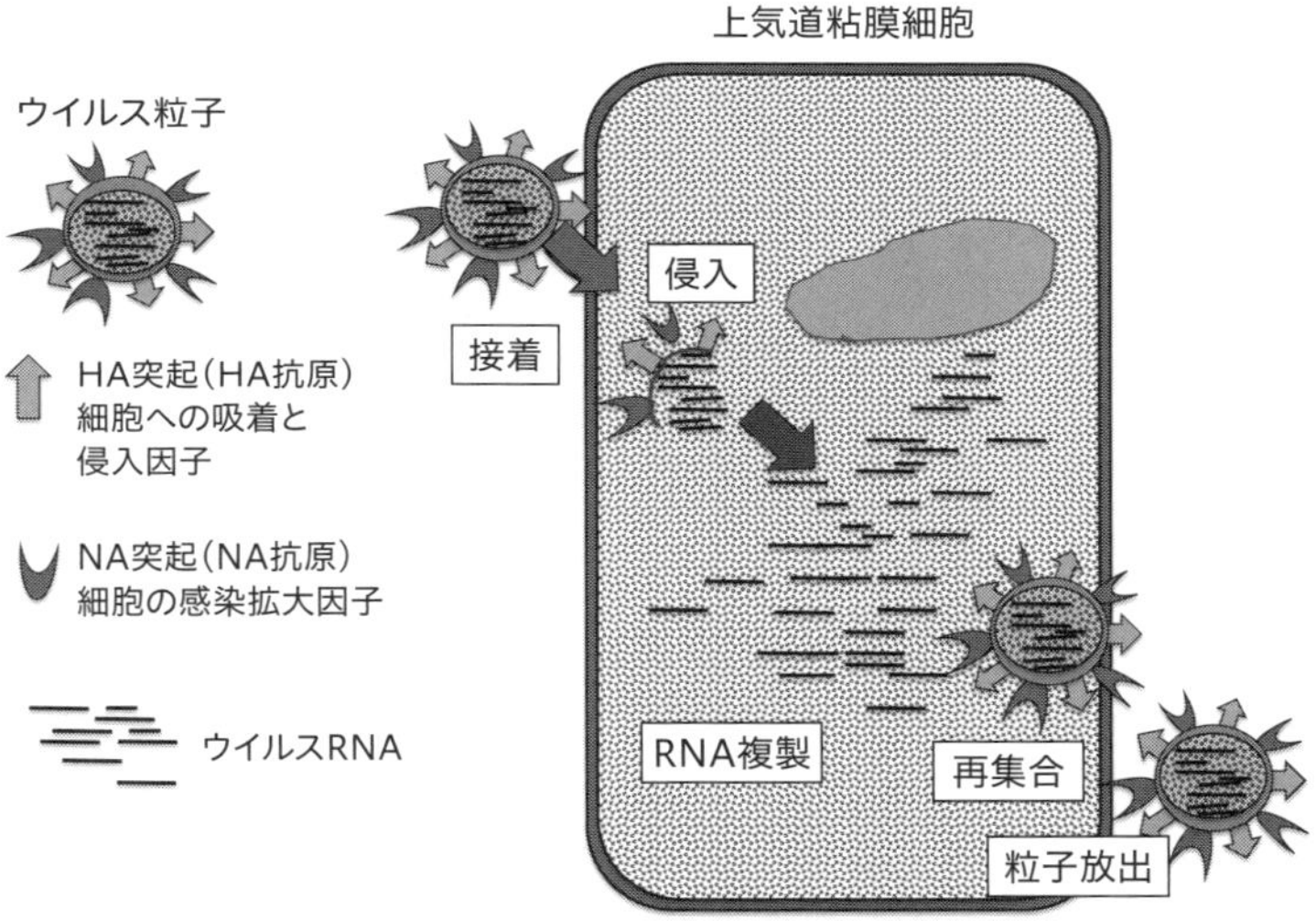

A型インフルエンザウイルスは、8本に分節された一本鎖RNAの遺伝子が、カプシドとエンヴェロープに包まれています。ウイルス粒子表面のHA突起（HA抗原）は、標的細胞に吸着して侵入する役割を果たします。細胞内に入り込んだ8本の遺伝子は、感染細胞の助けを借りて複製して、再集合してウイルス粒子が作られます。ウイルス粒子で満杯になった細胞から飛び出て周囲の細胞に感染拡大させるために働くのは、NA突起（NA抗原）です。二つの異なるウイルスが一つの宿主細胞に重複感染すると、8本のRNA遺伝子の組み合わせの異なる変異ウイルスが誕生します

インフルエンザウイルスに加担する悪い奴ら

口腔ディスバイオーシス細菌が産生するたんぱく質分解酵素やノイラミニダーゼは、上気道粘膜を保護している糖たんぱく質の粘液を分解し、ウイルスレセプターを露出させ、そこにウイルスが吸着します。したがって、口腔清掃を徹底して酵素の産生を抑えておけば、上気道粘膜へのウイルスの吸着を抑える感染予防手段になります（図29）。

スペインインフルエンザのパンデミック時、インフルエンザ感染とその重篤化に口腔慢性感染症が加担したとする調査結果が前述したプライス博士の『歯科感染症』に記載されています。口腔に細菌慢性感染症があるグループの72％がインフルエンザに罹患したのに対して、口腔に細菌感染症のないグループは32％でした。そして、前者のインフルエンザの死亡率は、細菌感染のなかったグループの4倍も高かったことが報告されています。

私たちは、2003年から2004年に流行したインフルエンザの要介護高齢者の感染予防に、口腔ケアは効果があるかを評価しました。**特別養護ホームで週一回、歯科衛生士に口腔清掃を受け、自分で行なう口腔衛生指導を受けたグループは、インフルエンザに罹る割合が口腔ケアを受けなかったグループに比べ十分の一になった**ことを発表しました。

図29　ウイルスの吸着を誘導する口腔ディスバイオーシスの細菌

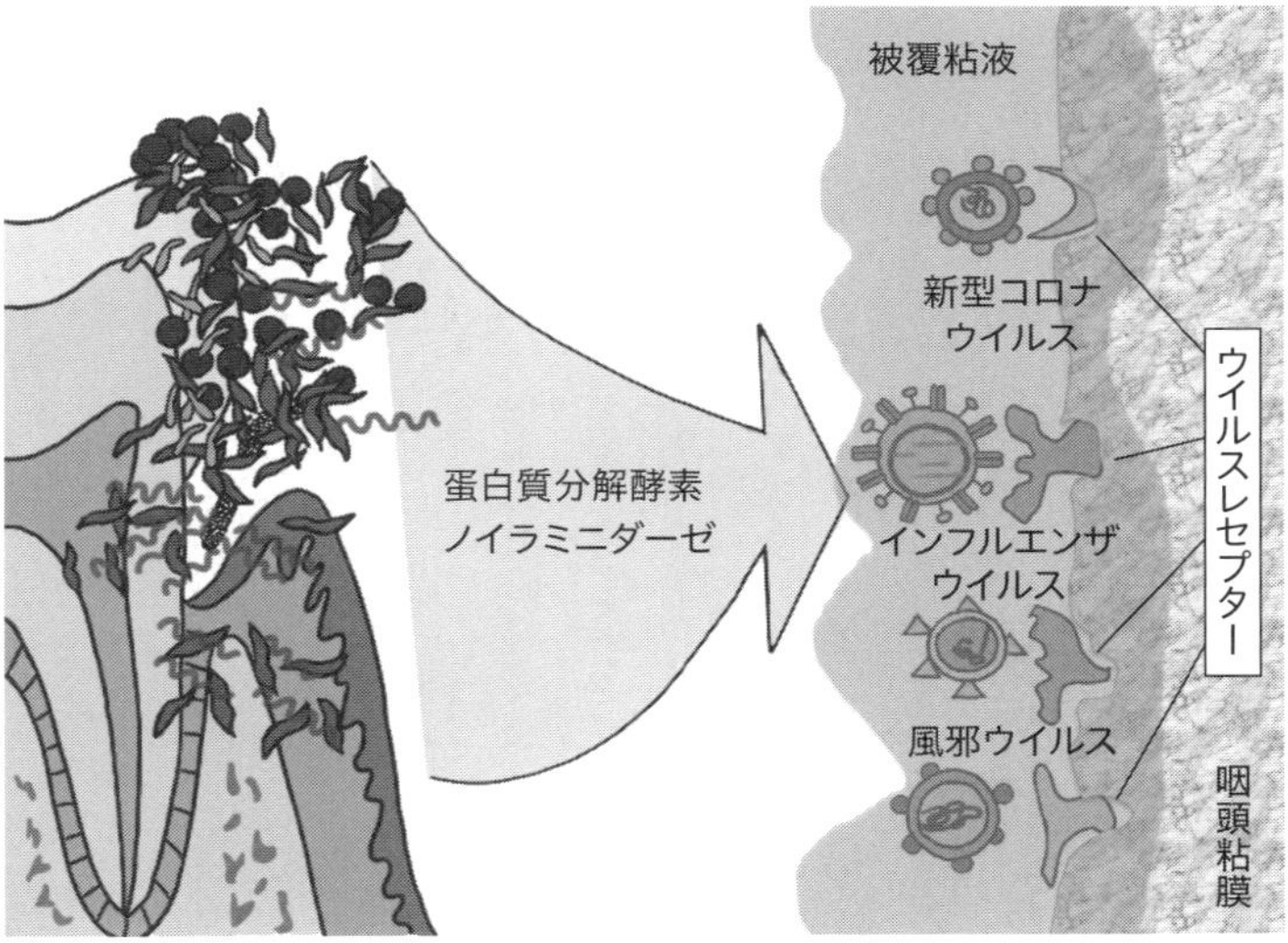

口腔ディスバイオーシスの細菌は、たんぱく分解酵素やノイラミニダーゼで咽頭粘膜を覆っている糖たんぱく質を溶解してウイルスレセプターを露出させて、ウイルスの吸着を誘導します

また、口腔ケアを続けた要介護者の唾液中の細菌数が減少すると、たんぱく質分解酵素とノイラミニダーゼも減少することも確認しました。多くの疫学研究は、インフルエンザ感染予防に口腔ケアが重要であること、**インフルエンザ肺炎に口腔細菌の二次感染があると、重篤な肺炎になり死亡率が高くなる**ことを明らかにしています。

ついでながら、本研究に尽力してくれたのは、元航空自衛隊のパイロットで、進路を歯学に変更した阿部修大学院生です。彼は、航空から口腔に舵を切った一廉の人材です。高齢者の唾液の採取は、起床した直後でないといろいろな比較ができないことから、夜中の2時に起きて唾液採取に出かけていき、研究室に戻ってサンプルの解析にあたってくれました。有能でやる気のある大学院生を呼び入れることが大学教授として大きな役割であることを、再確認させてくれました。

新型コロナウイルスパンデミックが始まった当初からWHOやCDC（アメリカ疾病予防管理センター）は、新型コロナウイルス感染予防や重篤化の予防に、清掃を中心とした口腔ケアの重要性を強調しています。口腔慢性感染症の予防と治療に加えた口腔ケアによって口腔ディスバイオーシスを発生させないことは、インフルエンザや肺炎予防にとっても極めて重要です。

あとがき

私は東京歯科大学微生物学講座で、畏敬する恩師、惜しむこともなく頑張る優秀な共同研究者と外国留学生を含む大学院院生らに恵まれました。また、スウェーデンやアメリカなどの翰林と共同研究しながら「ハッピーライフ：学びの歩み」を続けてきました。それらを振り返り、感謝しながら本書を書かせてもらいました。教授の私を主に支えてくれたのは、准教授の石原和幸と加藤哲男です。二人が中心になり、粉骨砕身で成し遂げてもらった研究成果を盛り込ませてもらいました。私のやってきたことは、文部科学省、厚生労働省、さらには多くの企業との共同研究をしながら研究費を獲得することに鋭意専心したことでした。

また、厚生労働省の長寿科学研究に歯学研究者の代表として長年にわたって携わってきた関係で、多くの医療担当者と交流を広げることができました。さらに、厚生労働省の委託事業として三十数年間にわたり、全国各地で173回に及ぶ感染予防講習会や市民公開講座などの講師を務めてきました。それらの講演では、解りやすいスライド作りに苦心しました。本書のイラストはそれらのスライドを参照して娘たちが描いてくれたものです。

本書の導入では、**腸内や口腔内などありとあらゆる部位に膨大な数のマイクロバイオームが存在し、それらがネットワークを形成して基本的な生理機能に極めて重要な役割を果たしている**ことを解説しました。本書の目的は、**人類史上最大の病魔、歯周病原菌と知らない間に感染し、静かに潜みながら免疫力の低下などに伴って牙を剥くサイレントキラーの細菌やウイルスを取り上げる**ことでした。あなたにも潜むサイレントキラーに不覚を取ることなく、ウェルビーイングを続けることに役立ててもらえば幸甚の至りです。

教員を両親に持った男だけの六人兄弟の五番目の私は、同じ細菌学の道を選び永年にわたって共同研究をしてきた弟、奥田研爾横浜市立大学名誉教授との二人三脚を誇りに思っています。そして、本書発行の企画段階から助言してくれたことに感謝します。また、多くの図を描いてくれた二人の娘たちの労をありがたく思っています。最後に、西垣成雄氏の英邁闊達な編集に心より御礼申し上げます。

２０２４年5月1日

奥田克爾

奥田克爾（おくだ・かつじ）

東京歯科大学名誉教授、千葉県立保健医療大学講師、野口英世記念会理事。日本細菌学会や歯周病学会など7学会の名誉会員。1968年東京歯科大学卒業、1978年スウェーデン政府留学生試験に合格しカロリンスカ大学留学、1978年米国国立衛生研究所（NIH）留学生試験に合格して1979年からニューヨーク州立大学歯周病学研究センターに留学。1989年東京歯科大学微生物学講座教授、北海道大学、大阪大学、広島大学、昭和大学、徳島大学、九州大学、九州歯科大学の講師歴任。2008年平成帝京大学薬学部教授。1993年厚生省長寿科学研究に歯科の代表として12年間務める。国際歯科医学会日本支部会長、細菌学会理事を歴任。日本ワックスマン財団賞、歯科医学会会長賞。近年の著書に『史上最大の暗殺軍団デンタルプラーク』『続・史上最大の暗殺軍団デンタルプラーク』『デンタルプラークのすべて』（すべて医歯薬出版社）、『お口のなかの悪い奴ら』（クインテッセンス出版）がある。

あなたに潜《ひそ》むサイレントキラー

発行日　2024年9月20日　初版第一刷
著　者　奥《おく》田《だ》克《かつ》爾《じ》
発行者　堺公江
発行所　株式会社 講談社エディトリアル
〒112-0013　東京都文京区音羽1-17-18
電話　03-5319-2171

表紙イラスト　深谷良一
編　集　西垣成雄（青文舎）　田中智沙
装丁・DTP　若菜　啓
印刷・製本　シナノ印刷株式会社

ISBN978-4-86677-153-3　C3047